食品のエネルギーランキング決定版！

ダイエットの食品
早わかり

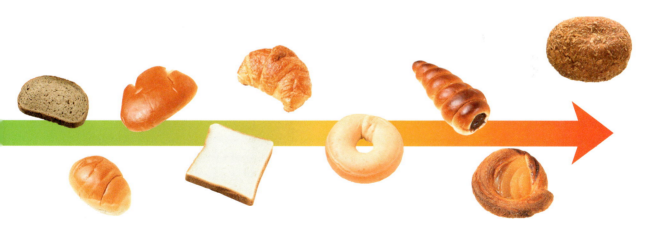

女子栄養大学出版部

目次

食事は主食、主菜、副菜、飲み物をそろえましょう……4
なにを、どれくらい食べればいい？……6
食べすぎたら、あとの食事や1週間の中で調整すればOK……7
エネルギーだけじゃない、ダイエット成功のコツ……8
この本の見方……10
材料、調味料の計量……12

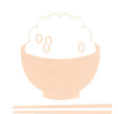

P13 ごはん・パン・シリアル・麺
- ごはん……14 ● パン……16 ● シリアル……19 ● 麺……20

P21 肉・魚
- 牛肉……22 ● 豚肉……24 ● 鶏肉……26 ● 牛・豚・鶏の副生物……28 ● 肉加工品……30
- いろいろな肉……32 ● 冷凍食品……33 ● 魚 一尾魚……34 ● 魚 切り身……36
- 魚 刺し身……38 ● そのほかの魚貝類……40 ● 干物・みそ漬け・粕漬け……42 ● 魚介缶詰め……43
- 魚卵・白子……44 ● そのほかの魚介加工品……45 ● 練り製品……46

P47 乳製品・豆・卵
- 牛乳・ヨーグルト・豆乳など……48 ● チーズ……50 ● 大豆加工品……52
- 豆加工品……54 ● 卵・卵製品……56

P57 野菜・きのこ・海藻・芋・果物・種実
- 一日350g摂取を目指して一日「80g」多く野菜を食べよう　緑黄色野菜編……58／淡色野菜編……62
- 野菜加工品 加工で変わるエネルギーと塩分……66
- きのこ……68 ● 海藻……70 ● 芋……72 ● 果物……74 ● 種実……78 ● ドライフルーツ……80

P81 油脂・砂糖・調味料
- バター・油など……82　●マヨネーズ・ドレッシング……84
- 砂糖・ジャムなど……86　●調味料……88

P89 菓子
- 人気スイーツのエネルギー選手権　洋菓子・和菓子……90
- 焼き菓子……92　●クッキー・ビスケット……94　●チョコレート菓子……95
- デザート菓子……96　●スナック菓子……97　●せんべいなど……98

P99 飲み物・おつまみ
- コーヒー・紅茶・ココア……100　●果汁飲料・清涼飲料水など……102
- アルコール……104
- おつまみのエネルギーと塩分……106

P108 栄養素量ランキング
- 野菜の食物繊維ランキング……108　●ビタミンランキング……110
- 鉄ランキング……118　●カルシウムランキング……120

P121 外食
- 昼にこれを食べた場合の夜の調整の仕方……122
- 居酒屋メニュー……126
- すしのエネルギー High or Low……130
- 定番メニューのエネルギー&塩分比較……132

さくいん……134
外食選び早わかり　料理&栄養価一覧……140

食事は主食、主菜、副菜、飲み物をそろえましょう

極端に食べる量を減らしたり、特定の食材に偏った単品ダイエットは、
体が必要としている栄養素が不足し、不調を招いたり、代謝が悪くなってやせにくくなる原因にもなります。
ダイエットのときこそ、栄養バランスのよい食事を心がけましょう。
基本は1食の献立に「主食」「主菜」「副菜」「飲み物」と覚えましょう。

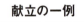
献立の一例

副菜 野菜、豆類、芋類、きのこ類を使ったおかず。

主菜 肉、魚、卵、大豆・大豆製品などのおかず。

そのほか 果物、菓子類、ヨーグルト、チーズ、デザートなど。

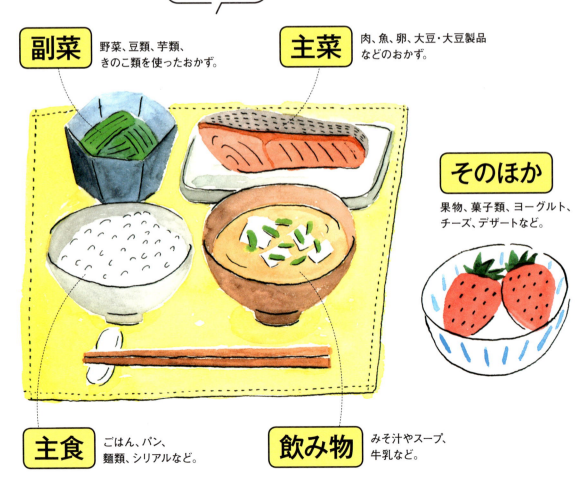

主食 ごはん、パン、麺類、シリアルなど。

飲み物 みそ汁やスープ、牛乳など。

使う食材と働き

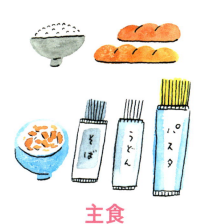

主食

ごはん、パン、麺類、もち、ビーフン、シリアルなどの炭水化物です。体を動かすエネルギー源や、体温保持の材料となるものです。

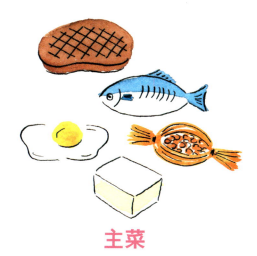

主菜

肉、魚、卵、大豆製品などのたんぱく質源。筋肉、血、髪の毛などを作るのに必要な栄養素で、鉄や脂質などもとることができます。

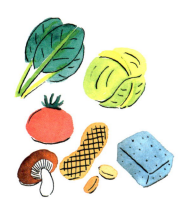

副菜

野菜、豆類、芋類、きのこ類、種実類。ビタミン、ミネラル、食物繊維などをとることができます。野菜は緑黄色野菜を一日120g以上、淡色野菜を合わせて350gとるのが理想です。

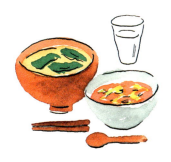

飲み物

野菜や海藻類など、副菜と同様の食材を使うみそ汁やスープ。毎食食べると塩分が高くなるので一日1杯程度にしましょう。牛乳ならコップ1杯程度が目安です。

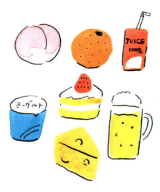

そのほか

果物はビタミン類、チーズやヨーグルトはカルシウムなどがとれます。スイーツやスナック菓子はビタミンやミネラルが少なく、高エネルギーなので、ほどほどに楽しむくらいに。

なにを、どれくらい食べればいい？

では、一日に主食、主菜、副菜等をどれくらい食べればいいのでしょうか。
一日の摂取エネルギーと、1食の献立内で目安にしたいエネルギーのバランスを紹介します。

一日の摂取エネルギー

　一日に必要な摂取エネルギーは、性別や年齢、活動量などで違いがありますが、ダイエット時は1600kcal前後を目指すのがおすすめです。1食500kcal前後を目安とし、どうしても間食が食べたいときは200kcal以内におさえましょう。

一日の目安

主食：ごはんなら3杯程度
主菜：3皿程度
副菜：5皿程度
飲み物：みそ汁、スープなら1杯。牛乳はコップ1杯程度
その他：みかんなら2個程度

たとえば…

朝 400kcal ＋ 昼 500kcal ＋ 夜 500kcal ＋ 間食 200kcal ＝ **1600kcal**
（一日の摂取エネルギーの目安）

1食分の摂取エネルギーの内訳

　主食は、ごはんなら120〜150g、茶わんに軽く1杯。パンなら6枚切りの食パン1枚半が目安です。主菜のおかずは、朝に卵と納豆、昼に肉、夜に魚など、いろいろな食材を一日の中でまんべんなくとるようにしましょう。副菜は野菜などエネルギー量の低い食材を使いますが、芋類は炭水化物なので、多く食べたときは主食を減らして調整しましょう。

主食 240kcal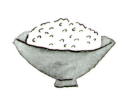

主菜 80〜160kcal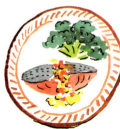

副菜と飲み物 160〜240kcal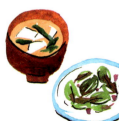

＝ **480〜640kcal**（1食の摂取エネルギーの目安）

食べすぎたら、あとの食事や1週間の中で調整すればOK

　一日にとるエネルギー量は一定に、3食バランスよく食べるのが理想。とはいえ、ときにはそのとおりにいかないこともあります。完璧を目指してストレスになるより、「食べすぎた」と思ったときは、そのあとの食事や、1週間の中で調整していくようにしましょう。

\ 前の晩に焼き肉を食べすぎた！ /

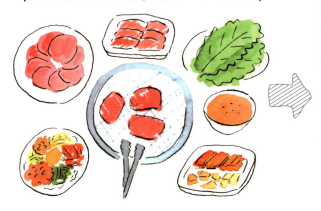

翌日は不足している野菜を多めにとる

　たとえば焼き肉など、脂質の多いものを食べすぎたときは、翌日の3食でコントロールし、節制を心がけましょう。朝食は、サラダやゆで野菜を中心に。バターやクリームの多い菓子パンは控え、食物繊維の多い雑穀米ごはんのおにぎりなどがおすすめです。焼き肉は塩分も多いので、翌日から2～3日は、塩分控えめも心がけてみてください。みそ汁やスープなどの汁物の代わりに、お茶、コーヒーなど糖分や塩分を含まない飲み物を補給しましょう。

\ 週末に油っこいものを
食べすぎた！ /

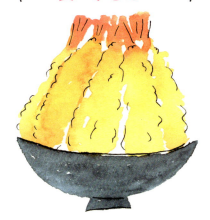

週明けから揚げ物を控える

　ピザ、ハンバーグ、ファストフード、ジンギスカンなど、ドライブや旅行などで数日にかけて食べすぎた場合、月曜からの食事は、主菜のたんぱく質を焼き魚や刺身、豆腐、納豆などでとるのがいいでしょう。副菜には、海藻やきのこを使った小鉢、青菜のお浸し、トマトや玉ねぎをいためたものなど、抗酸化作用の強い野菜がおすすめです。また、納豆やレバー、卵などに含まれるビタミンB_2は脂肪燃焼を促すので、おすすめです。

エネルギーだけじゃない、ダイエット成功のコツ

エネルギーを適度にコントロールしながら、その効果をより高めるためのポイントを紹介します。

朝食で体内時計をリセットする

　私たちの内臓や皮膚など、全身の細胞には「時計遺伝子」が組み込まれていて、ホルモンの分泌や内臓の働きなどは、体内時計に合わせて行なわれています。たとえば腸や肝臓などは、働きが活発な時間帯とそうでない時間帯があり、不規則な生活で体内時計が乱れると、不調につながりやすくなります。体内時計は24時間よりもやや長く、毎日少しずつ誤差が生まれますが、太陽の光を浴びたり朝食をとることで、その誤差がリセットされ、眠りから活動に向かうリズムが整えられ、代謝が上がっていきます。そのためダイエット中こそ朝食が重要なのです。

体を動かす

　摂取エネルギーをおさえるだけでなく、消費エネルギーを増やすことがダイエットに欠かせません。おすすめは週に1回、ジムでまとめて運動するよりも、毎日ちょこちょこ、こまめに動くこと。通勤や通学で歩く距離を増やしたり、エスカレーターよりも階段を使ったり、家の中でも家事をするときに体をしっかり動かすなど、その日の消費エネルギーを増やすよう心がけましょう。

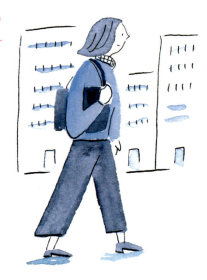

塩分のとりすぎに気をつける

　ダイエット中は、塩分の摂取量にも気をつけましょう。塩辛いおかずはごはんが進み、つい食べすぎる傾向があります。消化液の分泌が増えることで、さらに食欲が増します。塩分の一日の摂取基準量は18歳以上の男性では8g未満、女性では7g未満。市販のブイヨンやだしの素、インスタントラーメン、スナック菓子、ドレッシングなどは塩分が多いので、特に注意が必要です。

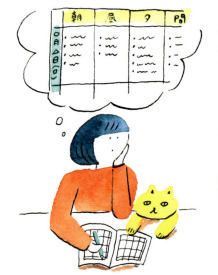

食事記録をつける

　毎食の献立、含まれている食材、だいたいの分量を記録すると、食べすぎや栄養の偏りを客観的に見ることができます。書き出すことで管理がしやすく、ダイエットのやる気もアップ。次の食事でなにをどれくらい食べるのがいいのか、見当もつけやすくなり、確実なダイエットにつながります。

時間帯に合わせて食べる量を調整する

8ページでも触れた「時計遺伝子」を味方につけ、体内時計に合わせた食べ方をするのがダイエット成功の近道です。時計遺伝子の一つが作るたんぱく質に「BMAL1」という物質があり、これが活発に増加する時間帯に脂肪の合成も活発になり、新しい脂肪細胞を作り出します。BMAL1の分泌は1日の中で変動し、日中14時前後が最も少なく、22時〜午前2時くらいがピーク。つまり、分泌の少ない時間帯は、多少食べすぎても脂肪として合成されにくく、夜遅い食事は、食べた分だけ脂肪になりやすい、ということ。そのため、夕食は22時を過ぎないように気をつけましょう。

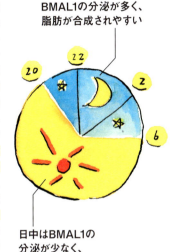

BMAL1の分泌が多く、脂肪が合成されやすい

日中はBMAL1の分泌が少なく、脂肪が合成されにくい

お酒は適量を守る。おつまみにも注意！

厚生労働省が「節度ある適度な飲酒」としているのは、一日に純アルコールで20g程度。ビールならロング缶1本（500ml）、日本酒1合（180ml）、ワインならグラス2杯弱（200ml）ほどです。ダイエット中も、この範囲内ならお酒を楽しんでもOK。気をつけるのは、いっしょになにを食べるかです。揚げ物や味の濃いものが多くなりやすく、シメにごはんやラーメンなどを食べたらあっという間にエネルギーオーバー。お酒が生活習慣病のリスクを高めるといわれるのは、こんなところにも原因があります。また寝酒は睡眠の質を下げるので禁物です。

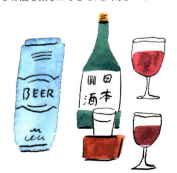

ダイエットに必要な栄養素をとる

単に食べる量を減らしたダイエットでは、代謝に必要な栄養素が不足し、やせにくくなるだけでなく、不調にもつながりやすくなります。筋肉など、体をつくるたんぱく質も不足しがちなので、肉や魚でしっかりとる必要がありますが、以下のビタミン、ミネラルを含む食材も意識してとるようにしましょう。

ビタミンB群

ビタミンB_1、B_2、B_6、B_{12}、葉酸などが協同して働き、脂質やエネルギー代謝に欠かせないビタミン。皮膚や粘膜を健康に保つ働きもある。

ビタミンB_1、B_2が豊富な食材ランキング
➡P110〜111

ビタミンA・C・E

免疫力を高め、肌を健やかに保つビタミントリオで、「ビタミンACE（エース）」と呼ばれる。組み合わせてとることで相互に作用し合う。

ビタミンA・C・Eが豊富な食材ランキング
➡P112〜117

鉄

赤血球が全身に酸素と栄養をしっかり運べるように働くミネラル。コラーゲンの産生にもかかわり、不足すると冷えや疲労感を感じるやすくなる。

鉄が豊富な食材ランキング ➡P118〜119

カルシウム

体内で骨や歯の材料になるほか、筋肉の働きや、神経の伝達を助ける役割がある。不足すると骨粗鬆症や肥満、糖尿病にもつながりやすい。

カルシウムが豊富な食材ランキング ➡P120

この本の見方

日常的によく食べる食品約530品目について、エネルギーのほか、主な栄養素を写真とともに紹介しています。ダイエットと健康維持のためにお役立てください。

低い→高い順に並べています

エネルギーが気になる食品は、数値が低いものから高いものの順に並べています。エネルギーが高いものがひと目でわかるので、食べる量のコントロールに役立ちます。

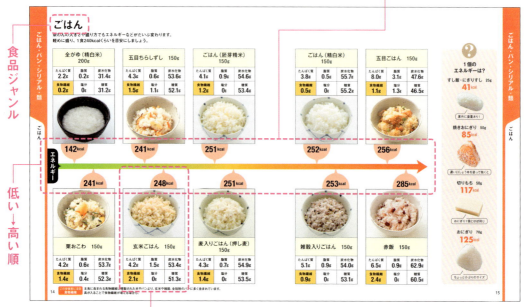

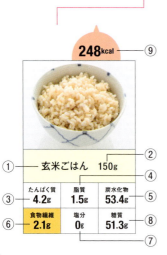

① 食品名
『日本食品標準成分表2015（七訂）』に準じていますが、一般的と思われる名称を採用しているものもあります。

② 基準量
栄養データの基準量を示す重量や概量（1回の使用量や食べる量の目安量）です。

③ たんぱく質
筋肉や血液などを作る栄養素です。魚介や肉、卵、豆、乳製品が主な供給源です。

④ 脂質
1g＝約9kcalとエネルギーが高い栄養素です。総摂取エネルギーの20～25％にするのが理想です。

⑤ 炭水化物
エネルギー源として速やかに利用できる栄養素です。ごはんやパン、麺、シリアル、菓子、果物、芋、砂糖に多く含まれます。

⑥ 注目の栄養素
食品によって、注目したい栄養素の数値を記載しています。

⑦ 塩分（食塩相当量）
製造時に添加される塩分由来の塩分と、食品そのものに含まれているナトリウムなどに由来する食塩相当量を合わせた数値です。

⑧ 糖質
炭水化物から食物繊維総量を引いた数値を記載しています。

⑨ エネルギー
生命、体温の維持、体を動かすことなどに欠かすことのできないもの。1食500kcalを目安にした献立作りにお役立てください。

分量がひと目でわかります

低エネルギーで、毎日一定の量を食べたい野菜などは、必要な重量に対する個数や本数を紹介しています。調理のさいの目安にお役立てください。

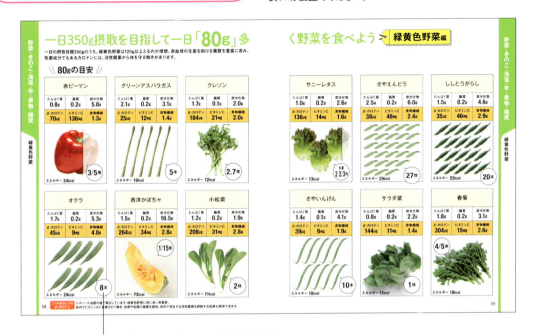

たとえばオクラは8本で80g。複数の野菜を使ったおかずで、一日にあと80g多く食べることを目標に。

外食選びのコツがわかります

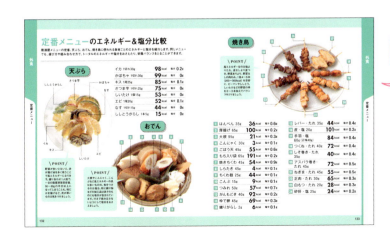

「外食」編では居酒屋やコンビニエンスストア、ファミリーレストランなどで定番のメニューの栄養データを紹介しています。その日食べた分を把握したり、エネルギーを減らしたりしながら外食を楽しむコツがわかります。

材料、調味料の計量

エネルギーや塩分などをコントロールするには、計量が欠かせません。正確に計量することで調味の失敗もなく、おいしく食べられます。

　特に調味料は、使いすぎるとエネルギーや塩分が大幅に増えることがあります。計量カップや計量スプーンを使って計量する習慣をつけましょう。おすすめは、1mℓまで計量できる「ミニスプーン」。食塩（精製塩）ならミニスプーン1で1.2gを計ることができます。大さじや小さじ、すり切り用へら、計量カップともに、いくつかそろえておくと便利です。

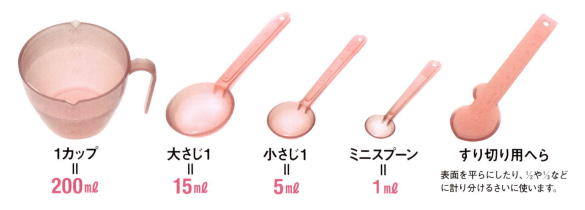

| 1カップ
=
200mℓ | 大さじ1
=
15mℓ | 小さじ1
=
5mℓ | ミニスプーン
=
1mℓ | すり切り用へら
表面を平らにしたり、½や⅓などに計り分けるさいに使います。 |

＊上記の計量カップ、スプーンは女子栄養大学代理部・サムシング（☎03-3949-9371）でとり扱っています。

正しい計量の仕方

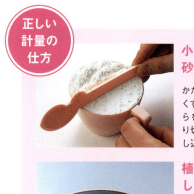

小麦粉、砂糖などの粉類
かたまりがあればつぶし、軽くすくって平らにならし、へらを垂直より多少傾け、すり切る。底をたたいたり、押し込んだりしないこと。

植物油、しょうゆなどの液状のもの
表面張力で液体が盛り上がるくらいにして計る。

数値の表記法

数値の表示けたは『日本食品標準成分表2015年版（七訂）』にならって、表示けたに満たないものは四捨五入して記載しました。ただし、一部の食品において、メーカーから提供されたデータの表示けたで記載したものもあります。なお、「0」「微量」「未測定」の表記は以下の基準によります。

0	まったく含まれていないか、『日本食品標準成分表2015年版（七訂）』の表示基準の最小記載量の$\frac{1}{10}$に満たなかったもの。
微量	『日本食品標準成分表2015年版（七訂）』の表示基準の最小記載量の$\frac{1}{10}$以上は含まれているが、$\frac{5}{10}$未満であるもの。
未測定	『日本食品標準成分表2015年版（七訂）』の表記が未測定の場合や、参考になる資料がない場合には、未測定と表記。

ごはん・パン・シリアル・麺

炭水化物中心で、エネルギー源になる食べ物です。
主食として毎日一定量をとる必要がありますが、
とりすぎると肥満の原因に。かといって、
制限しすぎて摂取量が不足すると、体を作る
たんぱく質がエネルギー源として使われてしまいます。
適量の摂取を心がけましょう。

ごはん

茶わんの大きさや盛り方でもエネルギーなどがだいぶ変わります。
軽めに盛り、1食240kcalくらいを目安にしましょう。

全がゆ（精白米） 200g

たんぱく質	脂質	炭水化物
2.2g	0.2g	31.4g
食物繊維	塩分	糖質
0.2g	0g	31.2g

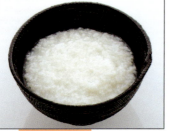

142kcal

五目ちらしずし 150g

たんぱく質	脂質	炭水化物
4.3g	0.6g	53.6g
食物繊維	塩分	糖質
1.5g	1.1g	52.1g

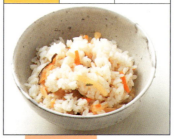

241kcal

ごはん（胚芽精米） 150g

たんぱく質	脂質	炭水化物
4.1g	0.9g	54.6g
食物繊維	塩分	糖質
1.2g	0g	53.4g

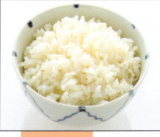

251kcal

241kcal

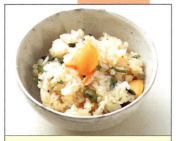

栗おこわ 150g

たんぱく質	脂質	炭水化物
4.2g	0.6g	53.7g
食物繊維	塩分	糖質
1.4g	0.4g	52.3g

248kcal

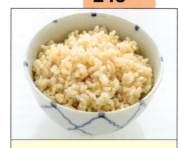

玄米ごはん 150g

たんぱく質	脂質	炭水化物
4.2g	1.5g	53.4g
食物繊維	塩分	糖質
2.1g	0g	51.3g

251kcal

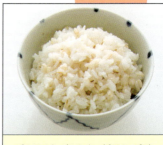

麦入りごはん（押し麦） 150g

たんぱく質	脂質	炭水化物
4.3g	0.7g	54.9g
食物繊維	塩分	糖質
1.4g	0g	53.5g

この栄養素に注目 食物繊維 主食に含まれる食物繊維は精製された米やパンより、玄米や雑穀、全粒粉のパンに多く含まれています。具が入ることで食物繊維が増える場合も。

ごはん・パン・シリアル・麺

ごはん

ごはん（精白米） 150g			
たんぱく質 3.8g	脂質 0.5g		炭水化物 55.7g
食物繊維 0.5g	塩分 0g		糖質 55.2g

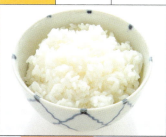

252 kcal

五目ごはん 150g			
たんぱく質 8.0g	脂質 3.1g		炭水化物 47.6g
食物繊維 1.1g	塩分 1.3g		糖質 46.5g

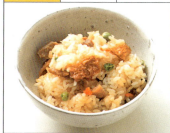

256 kcal

253 kcal

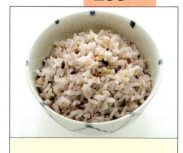

雑穀入りごはん 150g			
たんぱく質 5.1g	脂質 0.9g		炭水化物 54.0g
食物繊維 0.9g	塩分 0g		糖質 53.1g

285 kcal

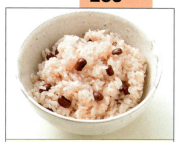

赤飯 150g			
たんぱく質 6.5g	脂質 0.9g		炭水化物 62.9g
食物繊維 2.4g	塩分 0g		糖質 60.5g

1個のエネルギーは？

すし飯・にぎりすし 25g
41 kcal
意外に重量あり！

焼きおにぎり 50g
85 kcal
濃い口しょうゆを塗って焼くと

切りもち 50g
117 kcal
おにぎり1個とほぼ同じ

おにぎり 70g
125 kcal
ちょっと小ぶりのサイズ

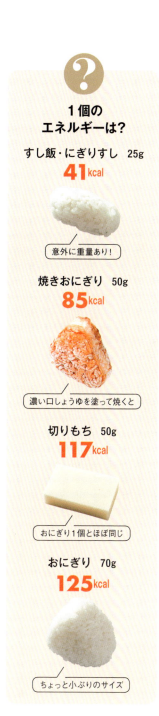

パン①

食パン6枚切り1枚のエネルギーは、ごはん約0.6杯分。
たんぱく質はごはんよりも多めです。バターを使っているものほど高エネルギーです。

ごはん・パン・シリアル・麺

パン①

ライ麦パン　30g

たんぱく質	脂質	炭水化物
2.5g	0.7g	15.8g
塩分		糖質
0.4g		14.1g

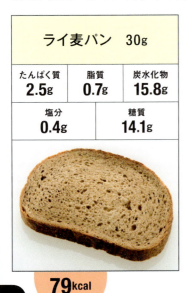

79kcal

クリームパン　35g

たんぱく質	脂質	炭水化物
3.6g	3.8g	14.5g
塩分		糖質
0.3g		14.1g

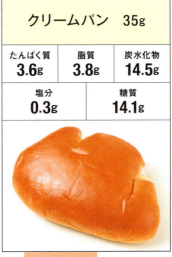

107kcal

イングリッシュマフィン　65g

たんぱく質	脂質	炭水化物
5.3g	2.3g	26.5g
塩分		糖質
0.8g		25.7g

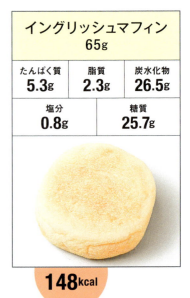

148kcal

エネルギー

95kcal

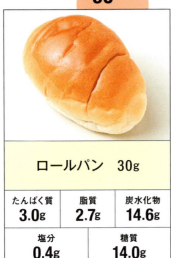

ロールパン　30g

たんぱく質	脂質	炭水化物
3.0g	2.7g	14.6g
塩分		糖質
0.4g		14.0g

140kcal

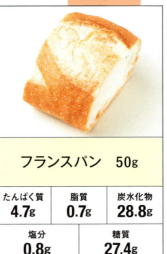

フランスパン　50g

たんぱく質	脂質	炭水化物
4.7g	0.7g	28.8g
塩分		糖質
0.8g		27.4g

148kcal

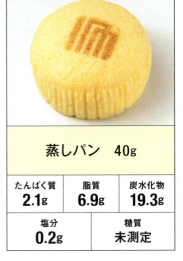

蒸しパン　40g

たんぱく質	脂質	炭水化物
2.1g	6.9g	19.3g
塩分		糖質
0.2g		未測定

ごはん・パン・シリアル・麺

パン①

食パン（6枚切り） 60g		
たんぱく質 5.4g	脂質 2.5g	炭水化物 28.0g
塩分 0.7g		糖質 26.6g

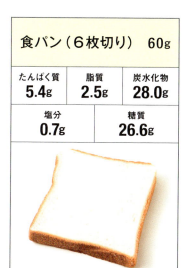

156kcal

ナン 80g		
たんぱく質 8.2g	脂質 2.7g	炭水化物 38.1g
塩分 1.0g		糖質 36.5g

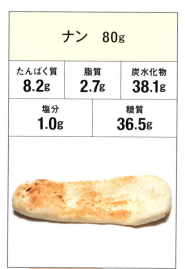

210kcal

あんパン 80g		
たんぱく質 6.3g	脂質 4.2g	炭水化物 40.2g
塩分 0.6g		糖質 38.0g

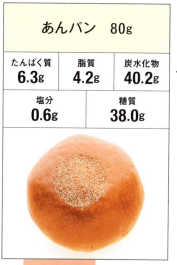

224kcal

179kcal

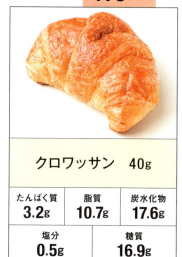

クロワッサン 40g		
たんぱく質 3.2g	脂質 10.7g	炭水化物 17.6g
塩分 0.5g		糖質 16.9g

212kcal

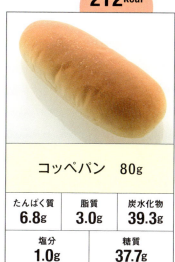

コッペパン 80g		
たんぱく質 6.8g	脂質 3.0g	炭水化物 39.3g
塩分 1.0g		糖質 37.7g

234kcal

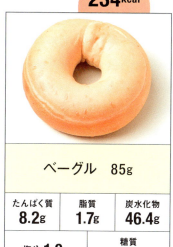

ベーグル 85g		
たんぱく質 8.2g	脂質 1.7g	炭水化物 46.4g
塩分 1.0g		糖質 44.3g

17

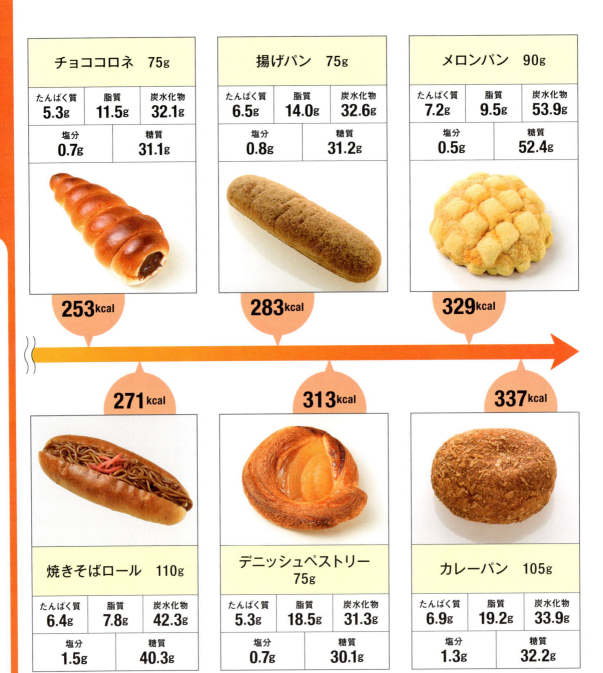

シリアル

1食の適量は40g。牛乳を加えるだけで栄養価がアップし、手軽な朝食やおやつに。ブランフレークやグラノーラなら食物繊維も豊富です。

ブランフレーク 40g		
たんぱく質 6.0g	脂質 1.7g	炭水化物 30.9g
食物繊維 12.9g	塩分 0.7g	糖質 18.0g

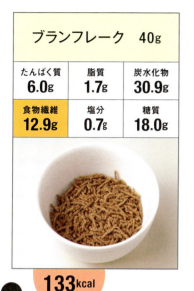

133kcal

コーンフレーク 40g		
たんぱく質 3.1g	脂質 0.7g	炭水化物 33.4g
食物繊維 1.0g	塩分 0.8g	糖質 32.4g

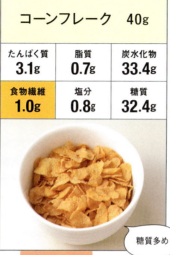

糖質多め

152kcal

← エネルギー →

150kcal

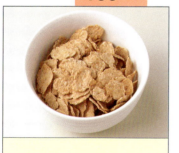

玄米フレーク 40g		
たんぱく質 2.6g	脂質 1.0g	炭水化物 33.6g
食物繊維 未測定	塩分 1.0g	糖質 未測定

177kcal

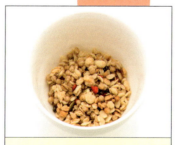

グラノーラ 40g		
たんぱく質 2.9g	脂質 6.3g	炭水化物 28.9g
食物繊維 3.6g	塩分 0.2g	糖質 25.3g

1回の適量を守るためのくふう

ヘルシーなイメージのブランフレークやグラノーラですが、食べすぎればエネルギーオーバーに。牛乳（200gで134kcal）以外にも、ヨーグルト（大さじ2で19kcal）を加えたり、水を加えて電子レンジにかけてふやかすなど、食べ方をくふうすると満足感が出て、食べすぎを防げます。

ヨーグルト大さじ2を加える

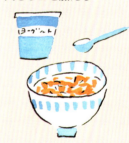

シリアルのサクサク感も楽しめます。

水を加えてレンジにかけ、冷凍フルーツを加える

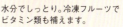

水分でしっとり。冷凍フルーツでビタミン類も補えます。

ごはん・パン・シリアル・麺 / シリアル

麺

うどんやそばの1食分のエネルギーは、ごはん1～1.2杯分に相当します。食べるときは野菜などの具を加え、栄養が偏らないようにしましょう。意外と塩分が多いことも知っておきましょう。

ごはん・パン・シリアル・麺

麺

エネルギー

そうめん・ゆで 1束135g

たんぱく質	脂質	炭水化物
4.7g	0.5g	34.8g

塩分	糖質
0.3g	33.6g

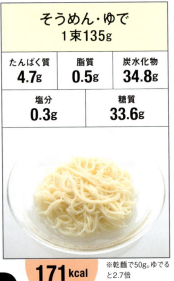

171kcal　※乾麺で50g。ゆでると2.7倍

そば・ゆで 1束230g

たんぱく質	脂質	炭水化物
11.0g	2.3g	59.8g

塩分	糖質
0g	55.2g

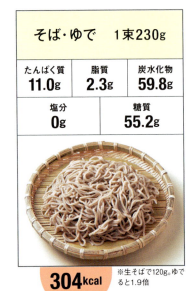

304kcal　※生そばで120g。ゆでると1.9倍

スパゲティ・ゆで 220g

たんぱく質	脂質	炭水化物
11.9g	2.0g	70.4g

塩分	糖質
2.6g	66.7g

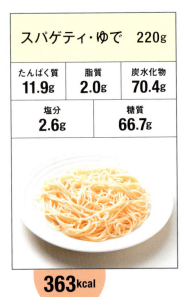

363kcal

252kcal　313kcal　458kcal

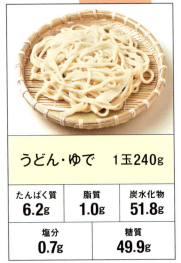

うどん・ゆで 1玉240g

たんぱく質	脂質	炭水化物
6.2g	1.0g	51.8g

塩分	糖質
0.7g	49.9g

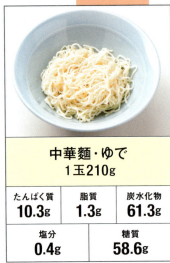

中華麺・ゆで 1玉210g

たんぱく質	脂質	炭水化物
10.3g	1.3g	61.3g

塩分	糖質
0.4g	58.6g

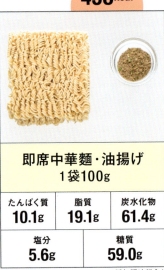

即席中華麺・油揚げ 1袋100g

たんぱく質	脂質	炭水化物
10.1g	19.1g	61.4g

塩分	糖質
5.6g	59.0g

※添加調味料含む

肉・魚

たんぱく質量が多く、主菜となる食品です。
種類や部位により、脂質やエネルギーが大きく違うので、
ダイエット中は脂質の少ない部位を選んだり、
脂肪を除いて食べるなどのくふうをしましょう。また、
加工品は手軽にたんぱく質をとれるところがメリットですが、
塩分が多いのでとりすぎに気をつけましょう。

牛肉

データは国産牛（乳用肥育牛肉）のものです。
和牛や輸入牛ではエネルギー、脂質に差があり、特に和牛は脂質が多めです。

肉・魚

牛肉

ヒレ・赤肉　80g		
たんぱく質	脂質	炭水化物
16.6g	9.0g	0.4g
鉄 1.9mg		

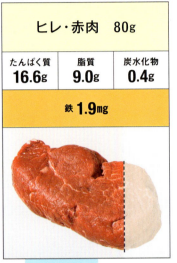

156 kcal

肩・脂身つき　80g		
たんぱく質	脂質	炭水化物
13.4g	15.7g	0.3g
鉄 0.9mg		

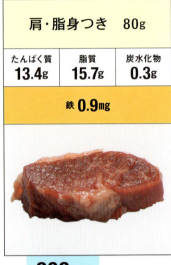

206 kcal

肩ロース・角切り・脂身つき　80g		
たんぱく質	脂質	炭水化物
13.0g	21.1g	0.2g
鉄 0.7mg		

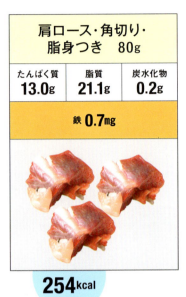

254 kcal

エネルギー

167 kcal

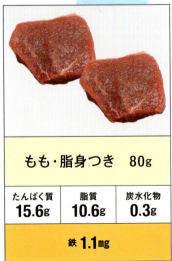

もも・脂身つき　80g		
たんぱく質	脂質	炭水化物
15.6g	10.6g	0.3g
鉄 1.1mg		

218 kcal

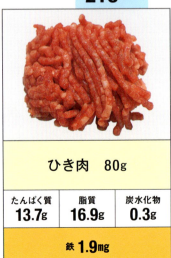

ひき肉　80g		
たんぱく質	脂質	炭水化物
13.7g	16.9g	0.3g
鉄 1.9mg		

267 kcal

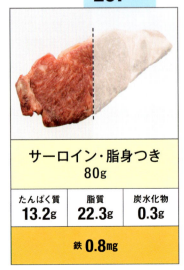

サーロイン・脂身つき　80g		
たんぱく質	脂質	炭水化物
13.2g	22.3g	0.3g
鉄 0.8mg		

この栄養素に注目　鉄　牛赤身肉はヘム鉄を多く含む食材です。鉄は赤血球中でヘモグロビンの成分となり、全身へ酸素を運ぶ働きをします。不足すると体内に充分な酸素を届けられなくなり、疲れやすくなります。

肉・魚

牛肉

リブロース・脂身つき 80g		
たんぱく質 11.3g	脂質 29.7g	炭水化物 0.2g
鉄 0.8mg		

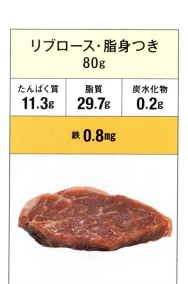

327kcal

→

341kcal

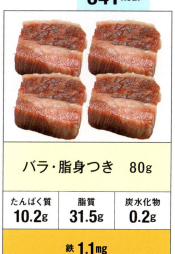

バラ・脂身つき 80g		
たんぱく質 10.2g	脂質 31.5g	炭水化物 0.2g
鉄 1.1mg		

❓ 薄切り肉1枚のエネルギーは？

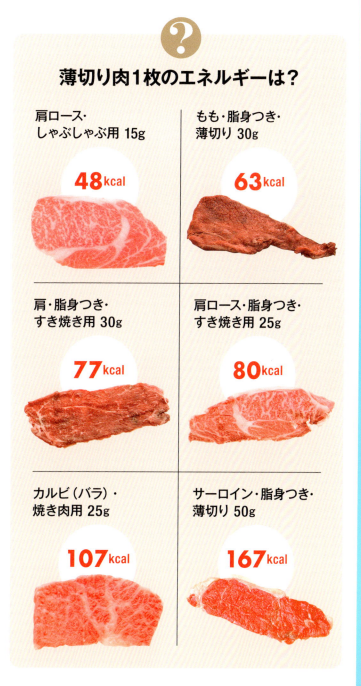

肩ロース・しゃぶしゃぶ用 15g
48kcal

もも・脂身つき・薄切り 30g
63kcal

肩・脂身つき・すき焼き用 30g
77kcal

肩ロース・脂身つき・すき焼き用 25g
80kcal

カルビ（バラ）・焼き肉用 25g
107kcal

サーロイン・脂身つき・薄切り 50g
167kcal

豚肉

データは大型種のものです。豚肉はビタミンB_1、B_2も多く含んでいます。ただし、バラやロースは脂質もエネルギーも高くなります。

肉・魚 / 豚肉

ヒレ・赤肉 80g

たんぱく質	脂質	炭水化物
17.8g	3.0g	0.2g

ビタミンB_1	鉄
1.06mg	0.7mg

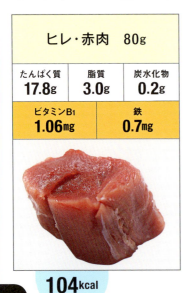

104kcal

ひき肉 80g

たんぱく質	脂質	炭水化物
14.2g	13.8g	0.1g

ビタミンB_1	鉄
0.55mg	0.8mg

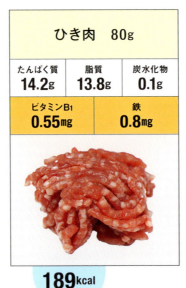

189kcal

ロース・脂身つき 80g

たんぱく質	脂質	炭水化物
15.4g	15.4g	0.2g

ビタミンB_1	鉄
0.55mg	0.2mg

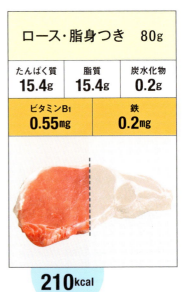

210kcal

エネルギー →

146kcal

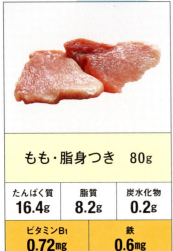

もも・脂身つき 80g

たんぱく質	脂質	炭水化物
16.4g	8.2g	0.2g

ビタミンB_1	鉄
0.72mg	0.6mg

202kcal

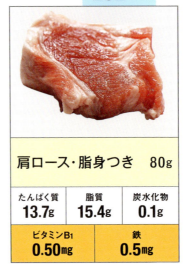

肩ロース・脂身つき 80g

たんぱく質	脂質	炭水化物
13.7g	15.4g	0.1g

ビタミンB_1	鉄
0.50mg	0.5mg

316kcal

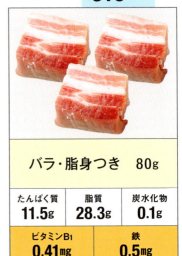

バラ・脂身つき 80g

たんぱく質	脂質	炭水化物
11.5g	28.3g	0.1g

ビタミンB_1	鉄
0.41mg	0.5mg

この栄養素に注目 ビタミンB_1　体内で糖質をエネルギーに変換するさいに働くビタミン。豚肉にはビタミンB_1が豊富に含まれています。

薄切り肉1枚の エネルギーは？

肩ロース・こま切れ 10g
25 kcal
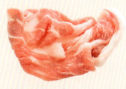

ロース・しゃぶしゃぶ用 12g
32 kcal
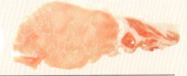

もも・薄切り 25g
46 kcal
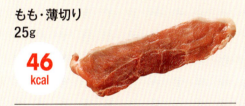

バラ・薄切り 20g
79 kcal
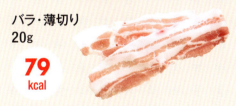

肩ロース・しょうが焼き用 40g
101 kcal
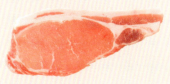

豚カツは大きいまま揚げたほうが エネルギーをおさえられる

一口カツだと表面積が増えるため、まぶすパン粉の量が増え、吸油量も多くなります。1枚肉のまま揚げるほうがエネルギーをおさえられます。

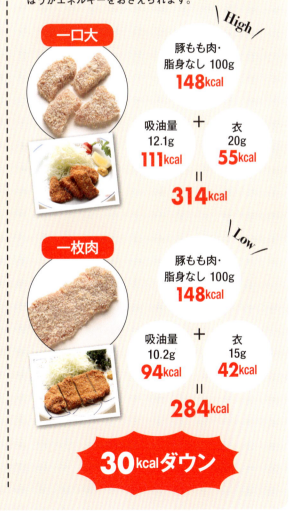

一口大 ＼High／
豚もも肉・脂身なし 100g **148** kcal
吸油量 12.1g **111** kcal ＋ 衣 20g **55** kcal
＝ **314** kcal

一枚肉 ＼Low／
豚もも肉・脂身なし 100g **148** kcal
吸油量 10.2g **94** kcal ＋ 衣 15g **42** kcal
＝ **284** kcal

30kcalダウン

鶏肉

データは若鶏（ブロイラー）のもの。鶏肉は消化吸収率の高い良質のたんぱく質を含み、手羽や骨つき肉はコラーゲンも豊富です。

肉・魚

鶏肉

ささ身　80g		
たんぱく質	脂質	炭水化物
18.4g	0.6g	0g
ビタミンB6		鉄
0.48mg		0.2mg

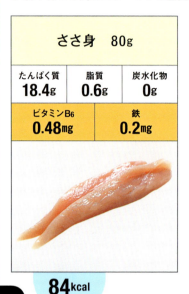

エネルギー 84kcal

もも・皮なし　80g		
たんぱく質	脂質	炭水化物
15.2g	4.0g	0g
ビタミンB6		鉄
0.25mg		0.5mg

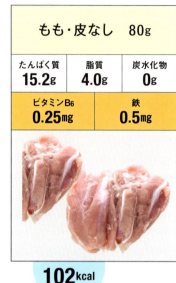

102kcal

手羽元・皮つき　80g（正味55g）		
たんぱく質	脂質	炭水化物
10.0g	7.0g	0g
ビタミンB6		鉄
0.25mg		0.3mg

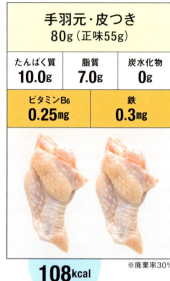

108kcal　※廃棄率30%

93kcal

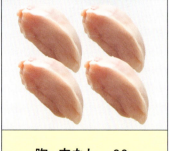

胸・皮なし　80g		
たんぱく質	脂質	炭水化物
18.6g	1.5g	0.1g
ビタミンB6		鉄
0.51mg		0.2mg

105kcal

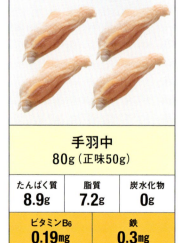

手羽中　80g（正味50g）		
たんぱく質	脂質	炭水化物
8.9g	7.2g	0g
ビタミンB6		鉄
0.19mg		0.3mg

※廃棄率35%

113kcal

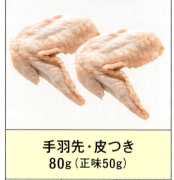

手羽先・皮つき　80g（正味50g）		
たんぱく質	脂質	炭水化物
8.7g	8.1g	0g
ビタミンB6		鉄
0.15mg		0.3mg

※廃棄率40%

この栄養素に注目　ビタミンB6
たんぱく質や脂質の代謝を助けるビタミン。鶏のささみ身や胸肉などに多く含まれます。一日の摂取推奨量は成人男性で1.4mg、成人女性は1.2mg。

肉・魚 / 鶏肉

胸・皮つき		80g
たんぱく質 17.0g	脂質 4.7g	炭水化物 0.1g
ビタミンB₆ 0.46mg		鉄 0.2mg

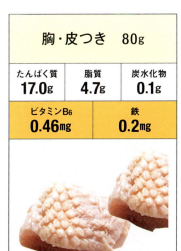

117 kcal ※廃棄率30%

ひき肉		80g
たんぱく質 14.0g	脂質 9.6g	炭水化物 0g
ビタミンB₆ 0.42mg		鉄 0.5mg

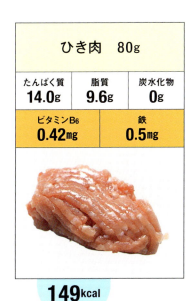

149 kcal

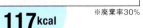

122 kcal　　**163 kcal**

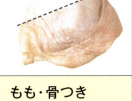

もも・骨つき 80g（正味60g）		
たんぱく質 10.0g	脂質 8.5g	炭水化物 0g
ビタミンB₆ 0.15mg		鉄 0.4mg

※廃棄率21%

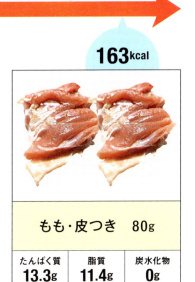

もも・皮つき		80g
たんぱく質 13.3g	脂質 11.4g	炭水化物 0g
ビタミンB₆ 0.20mg		鉄 0.5mg

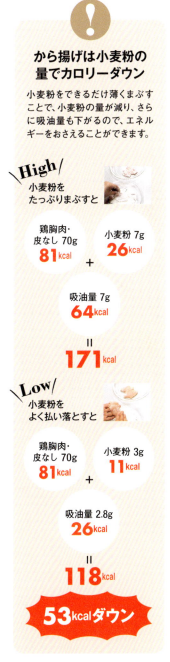

から揚げは小麦粉の量でカロリーダウン

小麦粉をできるだけ薄くまぶすことで、小麦粉の量が減り、さらに吸油量も下がるので、エネルギーをおさえることができます。

\High/ 小麦粉をたっぷりまぶすと

鶏胸肉・皮なし 70g **81 kcal** ＋ 小麦粉 7g **26 kcal**

吸油量 7g **64 kcal**

＝ **171 kcal**

\Low/ 小麦粉をよく払い落とすと

鶏胸肉・皮なし 70g **81 kcal** ＋ 小麦粉 3g **11 kcal**

吸油量 2.8g **26 kcal**

＝ **118 kcal**

53 kcal ダウン

牛・豚・鶏の副生物

焼き肉店や焼き鳥店で注文することも多い、もつ、ホルモン類。牛タンやはらみは高エネルギーですが、せんまいや鶏軟骨、鶏砂肝を選べばエネルギーをおさえられます。

鶏軟骨　80g

たんぱく質	脂質	炭水化物
10.0g	0.3g	0.3g

ビタミンB_2	鉄
0.02mg	0.2mg

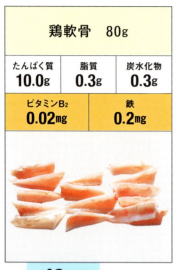

43 kcal

鶏砂肝　80g

たんぱく質	脂質	炭水化物
14.6g	1.4g	0g

ビタミンB_2	鉄
0.20mg	2.0mg

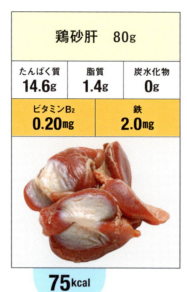

75 kcal

豚・レバー（肝臓）　80g

たんぱく質	脂質	炭水化物
16.3g	2.7g	2.0g

ビタミンB_2	鉄
2.88mg	10.4mg

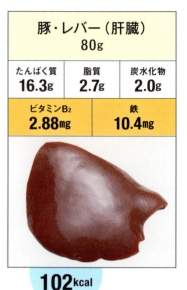

102 kcal

牛・せんまい（第三胃）　80g

50 kcal

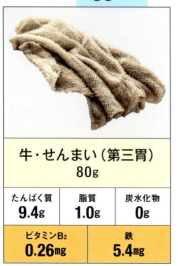

たんぱく質	脂質	炭水化物
9.4g	1.0g	0g

ビタミンB_2	鉄
0.26mg	5.4mg

鶏・レバー（肝臓）　80g

89 kcal

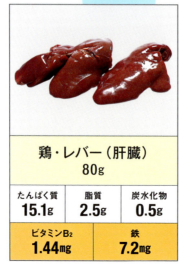

たんぱく質	脂質	炭水化物
15.1g	2.5g	0.5g

ビタミンB_2	鉄
1.44mg	7.2mg

豚・はつ（心臓）　80g

108 kcal

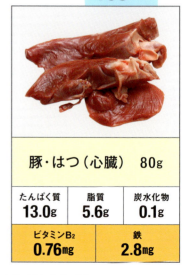

たんぱく質	脂質	炭水化物
13.0g	5.6g	0.1g

ビタミンB_2	鉄
0.76mg	2.8mg

この栄養素に注目　ビタミンB_2　エネルギーの代謝や皮膚、粘膜の健康維持に欠かせないビタミン。レバーやはつなど、肉類の内臓に豊富に含まれています。

肉・魚

牛・豚・鶏の副生物

牛・すじ（腱）・ゆで 80g		
たんぱく質 22.6g	脂質 3.9g	炭水化物 0g
ビタミンB₂ 0.03mg		鉄 0.6mg

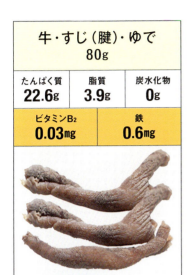

124 kcal

牛・はちのす（第二胃） 80g		
たんぱく質 9.9g	脂質 12.6g	炭水化物 0g
ビタミンB₂ 0.08mg		鉄 0.5mg

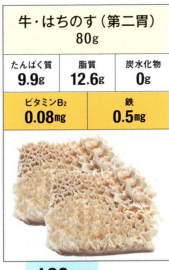

160 kcal

牛・はらみ（横隔膜） 80g		
たんぱく質 11.9g	脂質 20.2g	炭水化物 0.2g
ビタミンB₂ 0.27mg		鉄 2.6mg

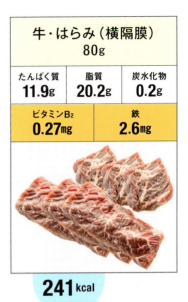

241 kcal

146 kcal

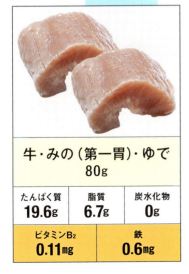

牛・みの（第一胃）・ゆで 80g		
たんぱく質 19.6g	脂質 6.7g	炭水化物 0g
ビタミンB₂ 0.11mg		鉄 0.6mg

184 kcal

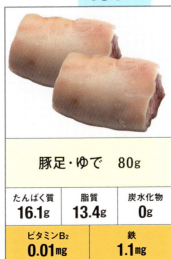

豚足・ゆで 80g		
たんぱく質 16.1g	脂質 13.4g	炭水化物 0g
ビタミンB₂ 0.01mg		鉄 1.1mg

285 kcal

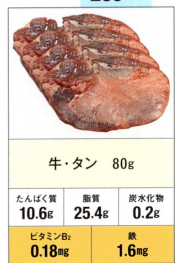

牛・タン 80g		
たんぱく質 10.6g	脂質 25.4g	炭水化物 0.2g
ビタミンB₂ 0.18mg		鉄 1.6mg

肉加工品

たんぱく質は生肉と同じくらいとれますが、塩分が高め。食べる量は10〜20gを目安にしましょう。

ローストビーフ
1枚10g

たんぱく質	脂質	炭水化物
2.2g	1.2g	0.1g
鉄	塩分	
0.2mg	0.1g	

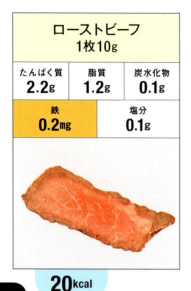

20kcal

焼き豚
1枚15g

たんぱく質	脂質	炭水化物
2.9g	1.2g	0.8g
鉄	塩分	
0.1mg	0.4g	

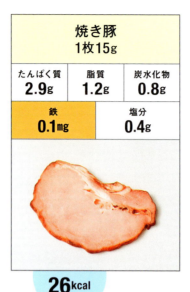

26kcal

スモークタン
2枚14g

たんぱく質	脂質	炭水化物
2.5g	3.2g	0.1g
鉄	塩分	
0.4mg	0.2g	

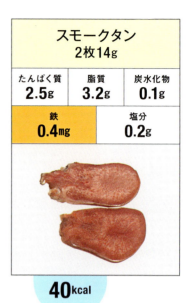

40kcal

20kcal

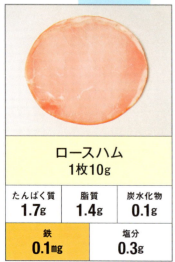

ロースハム
1枚10g

たんぱく質	脂質	炭水化物
1.7g	1.4g	0.1g
鉄	塩分	
0.1mg	0.3g	

40kcal

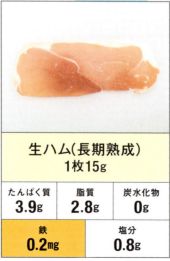

生ハム(長期熟成)
1枚15g

たんぱく質	脂質	炭水化物
3.9g	2.8g	0g
鉄	塩分	
0.2mg	0.8g	

73kcal

ベーコン
1枚18g

たんぱく質	脂質	炭水化物
2.3g	7.0g	0.1g
鉄	塩分	
0.1mg	0.4g	

肉・魚 / 肉加工品

レバーペースト 20g

たんぱく質	脂質	炭水化物
2.6g	6.9g	0.7g

鉄	塩分
1.5mg	0.4g

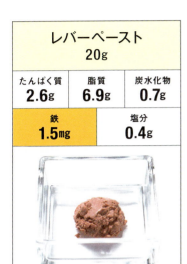

76kcal

ドライソーセージ 16g

たんぱく質	脂質	炭水化物
4.3g	6.7g	0.4g

鉄	塩分
0.4mg	0.7g

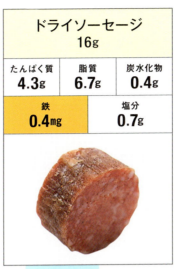

79kcal

焼き鳥缶詰め 45g

たんぱく質	脂質	炭水化物
8.3g	3.5g	3.7g

鉄	塩分
1.3mg	1.0g

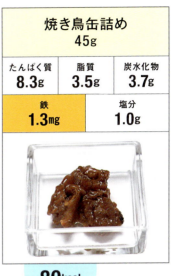

80kcal

79kcal　　　**80kcal**　　　**81kcal**

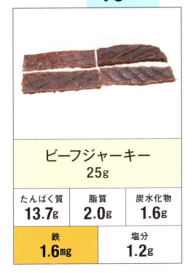

ビーフジャーキー 25g

たんぱく質	脂質	炭水化物
13.7g	2.0g	1.6g

鉄	塩分
1.6mg	1.2g

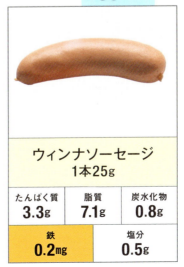

ウィンナソーセージ 1本25g

たんぱく質	脂質	炭水化物
3.3g	7.1g	0.8g

鉄	塩分
0.2mg	0.5g

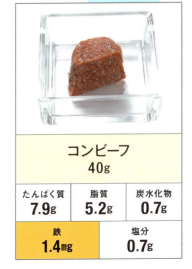

コンビーフ 40g

たんぱく質	脂質	炭水化物
7.9g	5.2g	0.7g

鉄	塩分
1.4mg	0.7g

いろいろな肉

鹿や馬は牛や豚に比べて低エネルギー。マトンやラムのエネルギーは高めですが脂肪燃焼を助けるL-カルニチンを多く含んでいます。

七面鳥・皮なし 80g
たんぱく質	脂質	炭水化物
18.8g	0.6g	0.1g

亜鉛	鉄
0.6mg	0.9mg

85kcal

馬・赤肉 80g
たんぱく質	脂質	炭水化物
16.1g	2.0g	0.2g

亜鉛	鉄
2.2mg	3.4mg

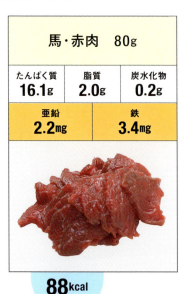

88kcal

マトン・ロース・脂身つき 80g
たんぱく質	脂質	炭水化物
15.8g	12.0g	0.2g

亜鉛	鉄
2.0mg	2.2mg

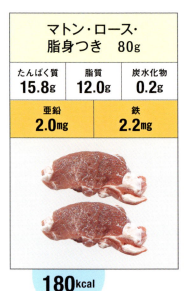

180kcal

→ エネルギー →

88kcal

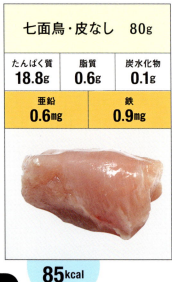

赤鹿・赤肉 80g
たんぱく質	脂質	炭水化物
17.8g	1.2g	0.4g

亜鉛	鉄
2.5mg	2.5mg

166kcal

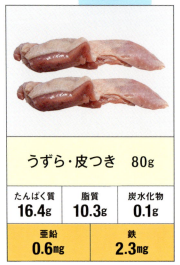

うずら・皮つき 80g
たんぱく質	脂質	炭水化物
16.4g	10.3g	0.1g

亜鉛	鉄
0.6mg	2.3mg

248kcal

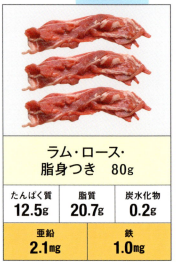

ラム・ロース・脂身つき 80g
たんぱく質	脂質	炭水化物
12.5g	20.7g	0.2g

亜鉛	鉄
2.1mg	1.0mg

この栄養素に注目 亜鉛 たんぱく質を合成し、筋肉を保つのに必須のミネラル。一日の摂取推奨量は成人男性10mg、成人女性8mg。

冷凍食品

手軽に作れるのが利点ですが、揚げ物は衣が厚く、全重量の約30～50％を占めます。その分吸油量も多く、揚げるとエネルギーが2～3倍になるものもあるので要注意。

ミートボール　1個14g

たんぱく質	脂質	炭水化物
1.6g	2.3g	1.8g

塩分 0.2g

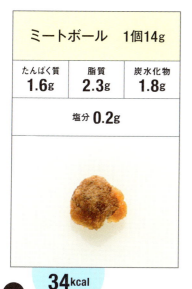

34kcal

ハンバーグ　1個30g

たんぱく質	脂質	炭水化物
4.0g	4.0g	3.7g

塩分 0.4g

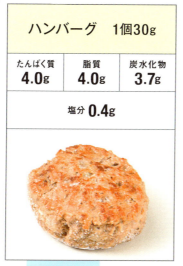

67kcal

串カツ　1本43g

たんぱく質	脂質	炭水化物
4.6g	9.1g	4.5g

塩分 0.1g

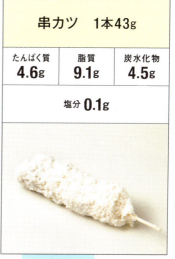

123kcal

エネルギー →

35kcal

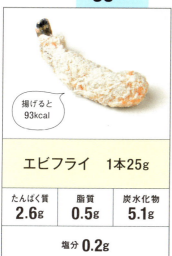

揚げると 93kcal

エビフライ　1本25g

たんぱく質	脂質	炭水化物
2.6g	0.5g	5.1g

塩分 0.2g

78kcal

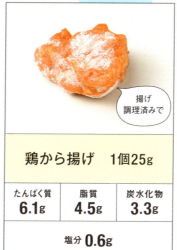

揚げ調理済みで

鶏から揚げ　1個25g

たんぱく質	脂質	炭水化物
6.1g	4.5g	3.3g

塩分 0.6g

157kcal

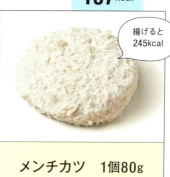

揚げると 245kcal

メンチカツ　1個80g

たんぱく質	脂質	炭水化物
7.9g	5.8g	18.4g

塩分 0.9g

魚 —尾魚

青背魚は動脈硬化予防に働く不飽和脂肪酸を多く含みます。
一尾魚の平均的な廃棄率は40〜60％。廃棄分を考えて購入しましょう。

肉・魚

魚 —尾魚

キス 50g（正味23g）		
たんぱく質 4.3g	脂質 0g	炭水化物 0g
EPA 4mg	DHA 7mg	塩分 0.1g

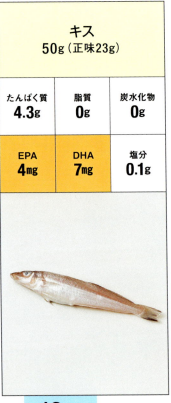

18kcal

イワシ 120g（正味48g）		
たんぱく質 9.2g	脂質 4.4g	炭水化物 0.1g
EPA 374mg	DHA 418mg	塩分 0.1g

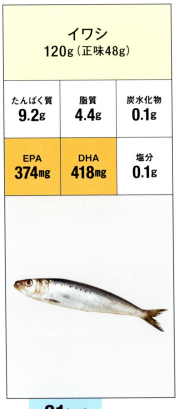

81kcal

アジ 160g（正味70g）		
たんぱく質 13.8g	脂質 3.2g	炭水化物 0.1g
EPA 210mg	DHA 399mg	塩分 0.2g

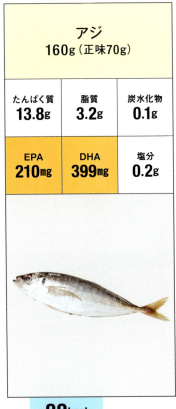

88kcal

エネルギー

この栄養素に注目 EPA DHA いずれも人の体内でほとんど作ることができない必須脂肪酸。魚の脂に含まれていて、特に青背魚など、脂ののった魚に豊富です。EPAは血液をサラサラにして血栓をできにくくする効果、DHAは脳や網膜などの神経系の働きを助ける効果が期待できます。

マガレイ 200g（正味100g）		
たんぱく質 19.6g	脂質 1.3g	炭水化物 0.1g
EPA 180mg	DHA 96mg	塩分 0.3g

95kcal

メバル 163g（正味90g）		
たんぱく質 16.3g	脂質 3.2g	炭水化物 0g
EPA 333mg	DHA 351mg	塩分 0.2g

98kcal

サンマ 150g（正味98g）		
たんぱく質 17.7g	脂質 25.1g	炭水化物 0.1g
EPA 1470mg	DHA 2156mg	塩分 0.4g

312kcal

肉・魚

魚 一尾魚

魚 切り身

青背魚、赤身魚、白身魚をまんべんなく食べましょう。1食の適量は白身魚なら120g、脂の多い青背魚なら80gまでが目安です。

タラ 100g		
たんぱく質 17.4g	脂質 1.0g	炭水化物 0.1g
EPA 71mg	DHA 170mg	塩分 0.3g

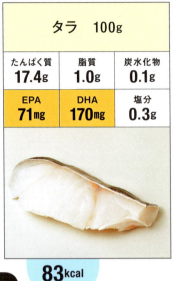

83kcal

タイ（マダイ） 70g		
たんぱく質 14.4g	脂質 4.1g	炭水化物 0.1g
EPA 210mg	DHA 427mg	塩分 0.1g

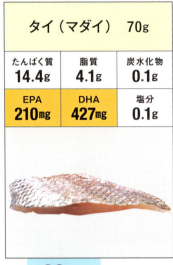

99kcal

サケ（シロサケ） 120g		
たんぱく質 26.8g	脂質 4.9g	炭水化物 0.1g
EPA 288mg	DHA 552mg	塩分 0.2g

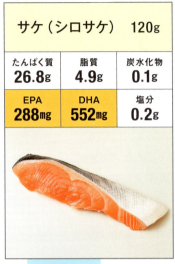

160kcal

98kcal

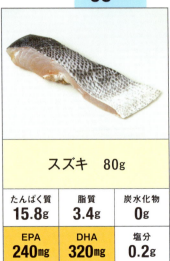

スズキ 80g		
たんぱく質 15.8g	脂質 3.4g	炭水化物 0g
EPA 240mg	DHA 320mg	塩分 0.2g

153kcal

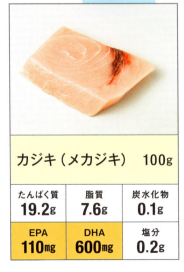

カジキ（メカジキ） 100g		
たんぱく質 19.2g	脂質 7.6g	炭水化物 0.1g
EPA 110mg	DHA 600mg	塩分 0.2g

160kcal

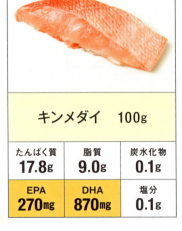

キンメダイ 100g		
たんぱく質 17.8g	脂質 9.0g	炭水化物 0.1g
EPA 270mg	DHA 870mg	塩分 0.1g

肉・魚 / 魚 切り身

サバ 80g		
たんぱく質 16.5g	脂質 13.4g	炭水化物 0.2g
EPA 552mg	DHA 776mg	塩分 0.2g

198kcal

子持ちガレイ 150g		
たんぱく質 29.9g	脂質 9.3g	炭水化物 0.2g
EPA 1200mg	DHA 570mg	塩分 0.3g

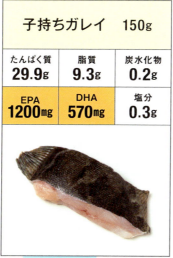

215kcal

ブリ・天然 120g		
たんぱく質 25.7g	脂質 21.1g	炭水化物 0.4g
EPA 1128mg	DHA 2040mg	塩分 0.1g

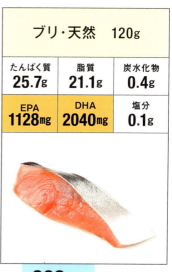

308kcal

212kcal

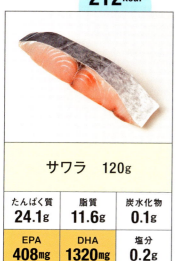

サワラ 120g		
たんぱく質 24.1g	脂質 11.6g	炭水化物 0.1g
EPA 408mg	DHA 1320mg	塩分 0.2g

278kcal

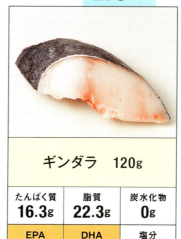

ギンダラ 120g		
たんぱく質 16.3g	脂質 22.3g	炭水化物 0g
EPA 576mg	DHA 348mg	塩分 0.2g

319kcal

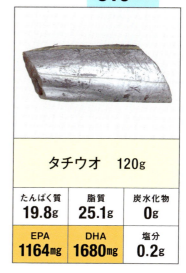

タチウオ 120g		
たんぱく質 19.8g	脂質 25.1g	炭水化物 0g
EPA 1164mg	DHA 1680mg	塩分 0.2g

魚 刺し身

1切れは10～20gほど。天然魚より養殖魚のほうが脂質が多いので、イカや貝類など、低エネルギーのものと組み合わせてとりましょう。

アカガイ　7切れ25g

たんぱく質	脂質	炭水化物
3.4g	0.1g	0.9g
EPA	DHA	塩分
4mg	4mg	0.2g

19kcal

イカ　40g

たんぱく質	脂質	炭水化物
7.2g	0.3g	0g
EPA	DHA	塩分
17mg	52mg	0.2g

33kcal

ヒラメ（養殖）5切れ40g

たんぱく質	脂質	炭水化物
8.5g	1.0g	0g
EPA	DHA	塩分
40mg	132mg	0g

45kcal

23kcal

アマエビ　5尾25g（正味23g）

たんぱく質	脂質	炭水化物
4.6g	0.3g	0g
EPA	DHA	塩分
35mg	30mg	0.2g

40kcal

ホタテ貝柱　5切れ45g

たんぱく質	脂質	炭水化物
7.6g	0.1g	1.6g
EPA	DHA	塩分
11mg	10mg	0.1g

58kcal

タイ（養殖）5切れ40g

たんぱく質	脂質	炭水化物
8.5g	2.4g	0.1g
EPA	DHA	塩分
96mg	200mg	0g

魚 刺し身

アジ 4切れ60g		
たんぱく質 11.8g	脂質 2.5g	炭水化物 0.1g
EPA 156mg	DHA 288mg	塩分 0.2g

74 kcal

カンパチ 5切れ60g		
たんぱく質 12.6g	脂質 2.5g	炭水化物 0.1g
EPA 114mg	DHA 438mg	塩分 0.1g

77 kcal

ハマチ 4切れ60g		
たんぱく質 12.6g	脂質 7.2g	炭水化物 0.2g
EPA 234mg	DHA 498mg	塩分 0.1g

122 kcal

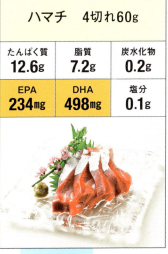

75 kcal

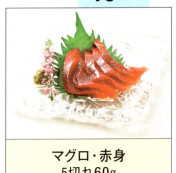

マグロ・赤身 5切れ60g		
たんぱく質 15.8g	脂質 0.8g	炭水化物 0.1g
EPA 16mg	DHA 72mg	塩分 0.1g

99 kcal

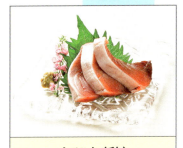

カツオ(秋) 3切れ60g		
たんぱく質 15.0g	脂質 3.7g	炭水化物 0.1g
EPA 240mg	DHA 582mg	塩分 0.1g

206 kcal

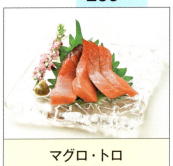

マグロ・トロ 4切れ60g		
たんぱく質 12.1g	脂質 16.5g	炭水化物 0.1g
EPA 840mg	DHA 1920mg	塩分 0.1g

そのほかの魚貝類

貝やエビには、亜鉛や肝機能を修復するタウリンが含まれています。
またエビ、カニに含まれるアスタキサンチンには、抗酸化作用があります。

シジミ　10個（正味12g）

たんぱく質	脂質	炭水化物
0.9g	0.2g	0.5g

亜鉛	塩分
0.3mg	0g

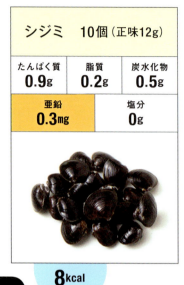

8kcal

カキ　1個（正味15g）

たんぱく質	脂質	炭水化物
1.0g	0.3g	0.7g

亜鉛	塩分
2.2mg	0.2g

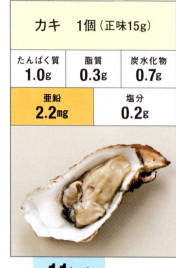

11kcal

ハマグリ　2個（正味36g）

たんぱく質	脂質	炭水化物
2.2g	0.2g	0.6g

亜鉛	塩分
0.6mg	0.7g

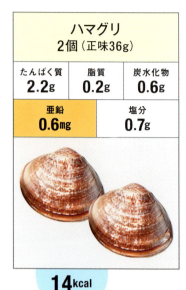

14kcal

アサリ　10個（正味30g）

9kcal

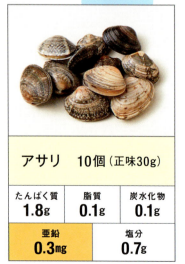

たんぱく質	脂質	炭水化物
1.8g	0.1g	0.1g

亜鉛	塩分
0.3mg	0.7g

ズワイガニ・足・ゆで　1本（正味20g）

14kcal

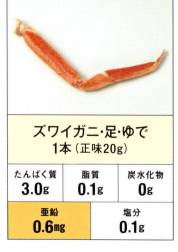

たんぱく質	脂質	炭水化物
3.0g	0.1g	0g

亜鉛	塩分
0.6mg	0.1g

トリガイ　3枚（30g）

26kcal

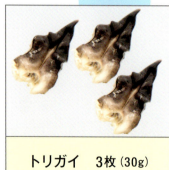

たんぱく質	脂質	炭水化物
3.9g	0.1g	2.1g

亜鉛	塩分
0.5mg	0.1g

この栄養素に注目　亜鉛　亜鉛の多い食品の代表がカキ。そのほかの貝類やカニにも含まれています。

肉・魚 / そのほかの魚貝類

ホタルイカ・ゆで 30g

たんぱく質	脂質	炭水化物
5.3g	0.9g	0.1g

亜鉛	塩分
0.6mg	0.2g

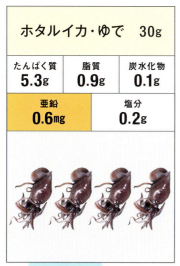

31kcal

ウニ・生 30g

たんぱく質	脂質	炭水化物
4.8g	1.4g	1.0g

亜鉛	塩分
0.6mg	0.2g

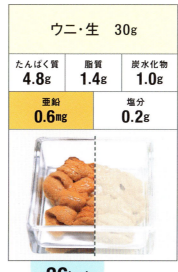

36kcal

タコ・ゆで 足1本50g

たんぱく質	脂質	炭水化物
10.9g	0.4g	0.1g

亜鉛	塩分
0.9mg	0.3g

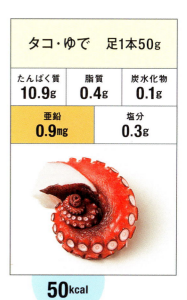

50kcal

33kcal

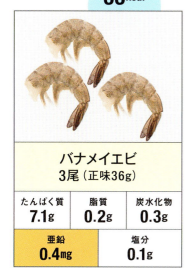

バナメイエビ 3尾（正味36g）

たんぱく質	脂質	炭水化物
7.1g	0.2g	0.3g

亜鉛	塩分
0.4mg	0.1g

45kcal

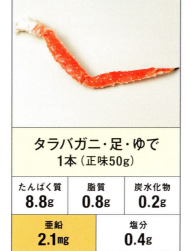

タラバガニ・足・ゆで 1本（正味50g）

たんぱく質	脂質	炭水化物
8.8g	0.8g	0.2g

亜鉛	塩分
2.1mg	0.4g

54kcal

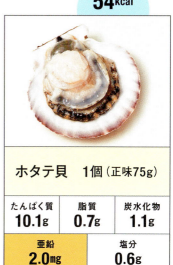

ホタテ貝 1個（正味75g）

たんぱく質	脂質	炭水化物
10.1g	0.7g	1.1g

亜鉛	塩分
2.0mg	0.6g

干物・みそ漬け・粕漬け

干物は水分が少ないため、重量のわりに高エネルギーです。生の魚より塩分も高くなります。

シシャモ・生干し 3尾60g		
たんぱく質 12.6g	脂質 4.9g	炭水化物 0.1g
塩分 0.7g		

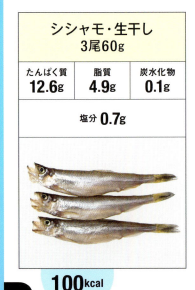

100 kcal

アジ・開き干し 1枚（正味85g）		
たんぱく質 17.2g	脂質 7.5g	炭水化物 0.1g
塩分 1.4g		

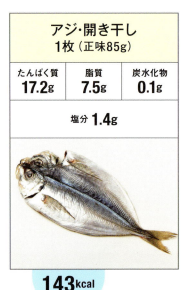

143 kcal

サワラ・みそ漬け 1切れ120g		
たんぱく質 24.1g	脂質 11.6g	炭水化物 0.1g
塩分 0.9g		

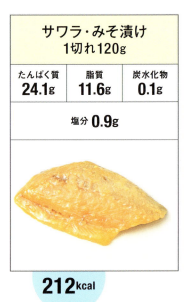

212 kcal

エネルギー →

131 kcal

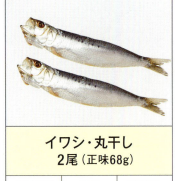

イワシ・丸干し 2尾（正味68g）		
たんぱく質 22.3g	脂質 3.7g	炭水化物 0.5g
塩分 2.6g		

183 kcal

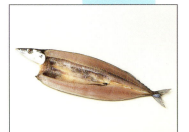

サンマ・開き干し 1枚（正味70g）		
たんぱく質 13.5g	脂質 13.3g	炭水化物 0.1g
塩分 0.9g		

264 kcal

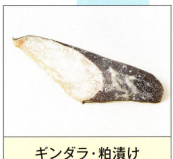

ギンダラ・粕漬け 1切れ120g		
たんぱく質 15.6g	脂質 21.0g	炭水化物 0g
塩分 2.0g		

魚介缶詰め

手軽に魚が食べられるのがメリットですが、生魚より高エネルギーで塩分も高いので注意。

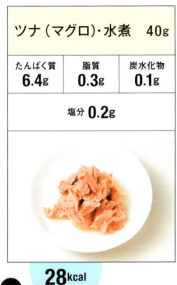

ツナ（マグロ）・水煮　40g

たんぱく質	脂質	炭水化物
6.4g	0.3g	0.1g

塩分 0.2g

28kcal

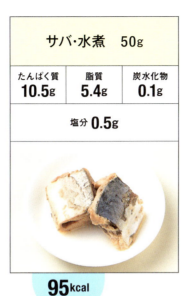

サバ・水煮　50g

たんぱく質	脂質	炭水化物
10.5g	5.4g	0.1g

塩分 0.5g

95kcal

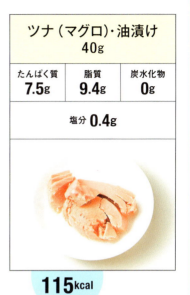

ツナ（マグロ）・油漬け　40g

たんぱく質	脂質	炭水化物
7.5g	9.4g	0g

塩分 0.4g

115kcal

エネルギー

89kcal

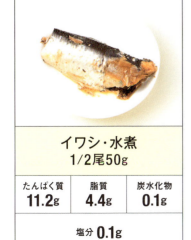

イワシ・水煮　1/2尾50g

たんぱく質	脂質	炭水化物
11.2g	4.4g	0.1g

塩分 0.1g

113kcal

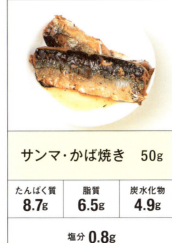

サンマ・かば焼き　50g

たんぱく質	脂質	炭水化物
8.7g	6.5g	4.9g

塩分 0.8g

130kcal

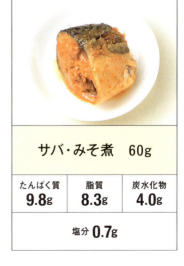

サバ・みそ煮　60g

たんぱく質	脂質	炭水化物
9.8g	8.3g	4.0g

塩分 0.7g

魚卵・白子

EPA、DHA、アスタキサンチンなどの栄養素を含んでいますが、魚卵は塩漬けの加工をしているため、少量でも高塩分です。

イクラ 大さじ1（18g）

たんぱく質	脂質	炭水化物
5.9g	2.8g	0g

塩分	エネルギー
0.4g	49kcal

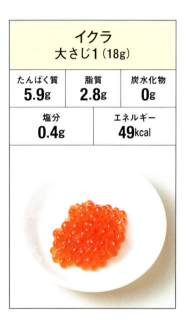

キャビア 大さじ1（17g）

たんぱく質	脂質	炭水化物
4.5g	2.9g	0.2g

塩分	エネルギー
0.7g	45kcal

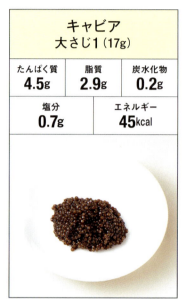

タラコ 1/2腹（50g）

たんぱく質	脂質	炭水化物
12.0g	2.4g	0.2g

塩分	エネルギー
2.3g	70kcal

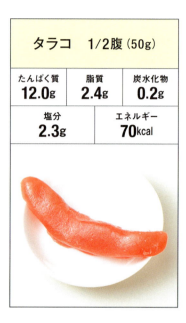

数の子・塩蔵・水もどし 1本40g

たんぱく質	脂質	炭水化物
6.0g	1.2g	0.2g

塩分	エネルギー
0.5g	36kcal

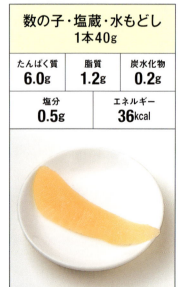

マダラ・白子 生 50g

たんぱく質	脂質	炭水化物
6.7g	0.4g	0.1g

塩分	エネルギー
0.2g	31kcal

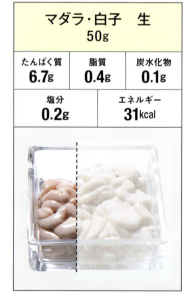

明太子 1/2腹（60g）

たんぱく質	脂質	炭水化物
12.6g	2.0g	1.8g

塩分	エネルギー
3.4g	76kcal

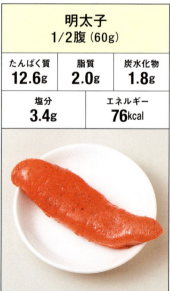

そのほかの魚介加工品

ミネラル豊富で、料理に少し使うだけでも、鉄やカルシウム源になります。
ただ、塩分も含んでいるので、とりすぎに気をつけましょう。

カツオ・削り節　5g
たんぱく質	脂質	炭水化物
3.8g	0.2g	0g

塩分	エネルギー
0.1g	18kcal

シラス干し・微乾燥品　10g
たんぱく質	脂質	炭水化物
2.3g	0.2g	0g

塩分	エネルギー
0.4g	11kcal

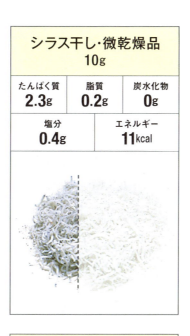

サクラエビ・乾燥　10g
たんぱく質	脂質	炭水化物
6.5g	0.4g	0g

塩分	エネルギー
0.3g	31kcal

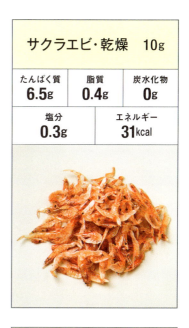

マダラ・でんぶ　大さじ1（6g）
たんぱく質	脂質	炭水化物
1.5g	0.1g	2.5g

塩分	エネルギー
0.3g	17kcal

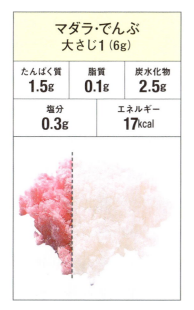

たたみイワシ　4g
たんぱく質	脂質	炭水化物
3.0g	0.2g	0g

塩分	エネルギー
0.1g	15kcal

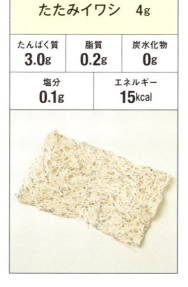

干しエビ　10g
たんぱく質	脂質	炭水化物
4.9g	0.3g	0g

塩分	エネルギー
0.4g	23kcal

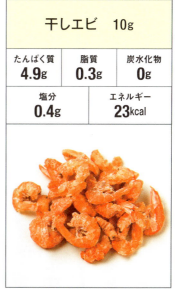

練り製品

魚介そのものよりたんぱく質は少なく、加工することで糖質も多くなります。
塩分は2％ほど。口当たりがよいので食べすぎに気をつけて。

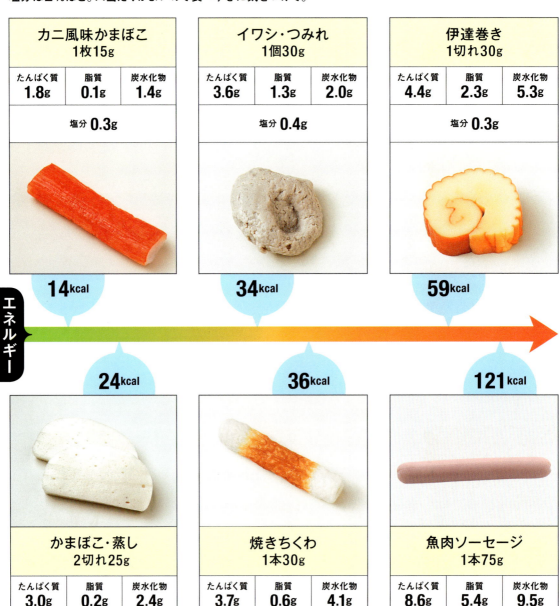

カニ風味かまぼこ 1枚15g		
たんぱく質 1.8g	脂質 0.1g	炭水化物 1.4g
塩分 0.3g		

14kcal

イワシ・つみれ 1個30g		
たんぱく質 3.6g	脂質 1.3g	炭水化物 2.0g
塩分 0.4g		

34kcal

伊達巻き 1切れ30g		
たんぱく質 4.4g	脂質 2.3g	炭水化物 5.3g
塩分 0.3g		

59kcal

24kcal

36kcal

121kcal

かまぼこ・蒸し 2切れ25g		
たんぱく質 3.0g	脂質 0.2g	炭水化物 2.4g
塩分 0.6g		

焼きちくわ 1本30g		
たんぱく質 3.7g	脂質 0.6g	炭水化物 4.1g
塩分 0.6g		

魚肉ソーセージ 1本75g		
たんぱく質 8.6g	脂質 5.4g	炭水化物 9.5g
塩分 1.6g		

乳製品・豆・卵

カルシウムや各種ビタミン、食物繊維などの
栄養素も期待できます。中でも豆や卵は肉や魚と同様に、
たんぱく質源になります。毎日食べたい食品ですが、
脂質や塩分が多いものもあるので、
食べる量に気をつけてとるようにしましょう。

牛乳・ヨーグルト・豆乳など

カルシウム源として、一日コップ1杯（150mℓ）の牛乳と80g前後のヨーグルトを習慣にしましょう。
脂質が気になる人は低脂肪のものを選びましょう。

乳製品・豆・卵

牛乳・ヨーグルト・豆乳など

スキムミルク 大さじ1(6g)		
たんぱく質 2.0g	脂質 0.1g	炭水化物 3.2g
カルシウム 66mg	コレステロール 2mg	

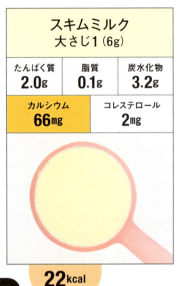

無脂肪無糖ヨーグルト 1食(80g)		
たんぱく質 3.2g	脂質 0.2g	炭水化物 4.6g
カルシウム 112mg	コレステロール 3mg	

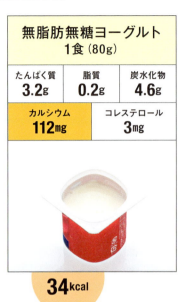

プレーンヨーグルト 全脂無糖 1食(80g)		
たんぱく質 2.9g	脂質 2.4g	炭水化物 3.9g
カルシウム 96mg	コレステロール 10mg	

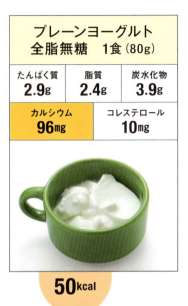

エネルギー

22kcal　34kcal　50kcal

23kcal　36kcal　54kcal

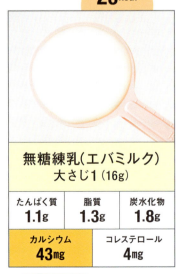

無糖練乳(エバミルク) 大さじ1(16g)		
たんぱく質 1.1g	脂質 1.3g	炭水化物 1.8g
カルシウム 43mg	コレステロール 4mg	

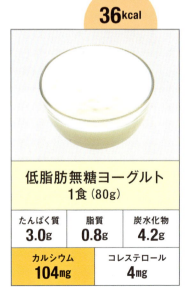

低脂肪無糖ヨーグルト 1食(80g)		
たんぱく質 3.0g	脂質 0.8g	炭水化物 4.2g
カルシウム 104mg	コレステロール 4mg	

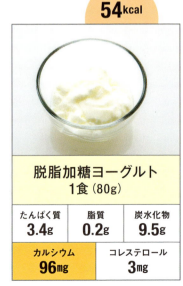

脱脂加糖ヨーグルト 1食(80g)		
たんぱく質 3.4g	脂質 0.2g	炭水化物 9.5g
カルシウム 96mg	コレステロール 3mg	

この栄養素に注目　カルシウム　骨を強くするミネラル。牛乳をはじめとする乳製品は、手軽にとれることから、毎日のカルシウム補給に役立ちます。

乳製品・豆・卵

牛乳・ヨーグルト・豆乳など

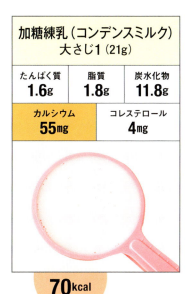

加糖練乳（コンデンスミルク）
大さじ1（21g）

たんぱく質	脂質	炭水化物
1.6g	1.8g	11.8g

カルシウム	コレステロール
55mg	4mg

70kcal

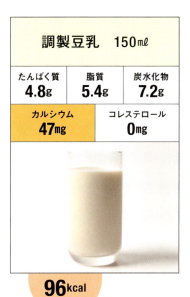

調製豆乳　150㎖

たんぱく質	脂質	炭水化物
4.8g	5.4g	7.2g

カルシウム	コレステロール
47mg	0mg

96kcal

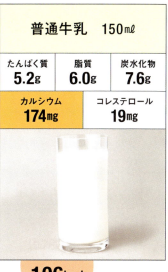

普通牛乳　150㎖

たんぱく質	脂質	炭水化物
5.2g	6.0g	7.6g

カルシウム	コレステロール
174mg	19mg

106kcal

73kcal　　**103**kcal　　**115**kcal

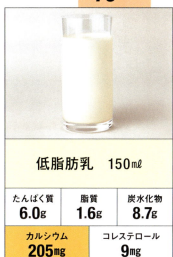

低脂肪乳　150㎖

たんぱく質	脂質	炭水化物
6.0g	1.6g	8.7g

カルシウム	コレステロール
205mg	9mg

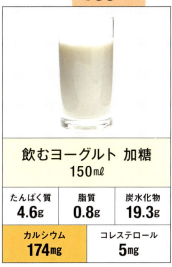

飲むヨーグルト 加糖
150㎖

たんぱく質	脂質	炭水化物
4.6g	0.8g	19.3g

カルシウム	コレステロール
174mg	5mg

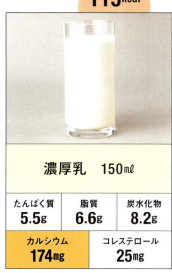

濃厚乳　150㎖

たんぱく質	脂質	炭水化物
5.5g	6.6g	8.2g

カルシウム	コレステロール
174mg	25mg

チーズ

少量でもカルシウムが豊富。種類によって脂質、エネルギーが高くなります。塩分やコレステロールも含むので、一日の上限は20gを目安にしましょう。

乳製品・豆・卵 / チーズ / エネルギー

カテージチーズ 20g
たんぱく質	脂質	炭水化物
2.7g	0.9g	0.4g
カルシウム	コレステロール	
11mg	4mg	

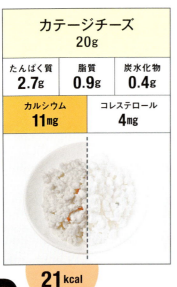

21kcal

モッツァレラチーズ 20g
たんぱく質	脂質	炭水化物
3.7g	4.0g	0.8g
カルシウム	コレステロール	
66mg	12mg	

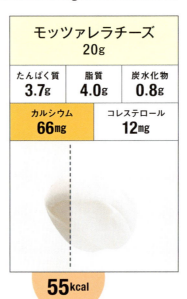

55kcal

カマンベールチーズ 20g
たんぱく質	脂質	炭水化物
3.8g	4.9g	0.2g
カルシウム	コレステロール	
92mg	17mg	

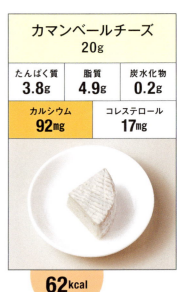

62kcal

32kcal

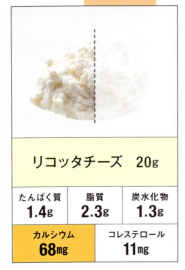

リコッタチーズ 20g
たんぱく質	脂質	炭水化物
1.4g	2.3g	1.3g
カルシウム	コレステロール	
68mg	11mg	

59kcal

マスカルポーネチーズ 20g
たんぱく質	脂質	炭水化物
17mg	5.6g	0.9g
カルシウム	コレステロール	
30mg	17mg	

68kcal

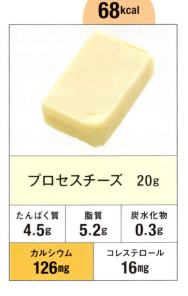

プロセスチーズ 20g
たんぱく質	脂質	炭水化物
4.5g	5.2g	0.3g
カルシウム	コレステロール	
126mg	16mg	

乳製品・豆・卵

チーズ

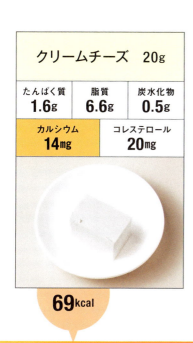

クリームチーズ 20g

たんぱく質	脂質	炭水化物
1.6g	6.6g	0.5g

カルシウム	コレステロール
14mg	20mg

69kcal

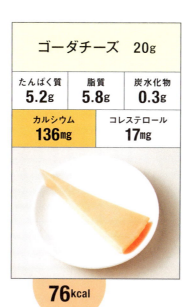

ゴーダチーズ 20g

たんぱく質	脂質	炭水化物
5.2g	5.8g	0.3g

カルシウム	コレステロール
136mg	17mg

76kcal

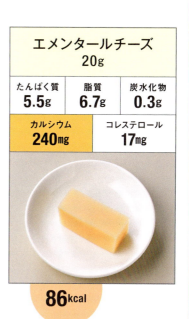

エメンタールチーズ 20g

たんぱく質	脂質	炭水化物
5.5g	6.7g	0.3g

カルシウム	コレステロール
240mg	17mg

86kcal

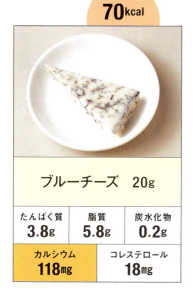

70kcal

ブルーチーズ 20g

たんぱく質	脂質	炭水化物
3.8g	5.8g	0.2g

カルシウム	コレステロール
118mg	18mg

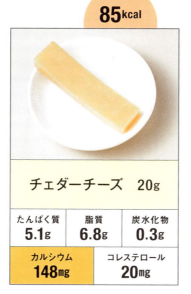

85kcal

チェダーチーズ 20g

たんぱく質	脂質	炭水化物
5.1g	6.8g	0.3g

カルシウム	コレステロール
148mg	20mg

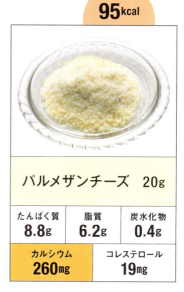

95kcal

パルメザンチーズ 20g

たんぱく質	脂質	炭水化物
8.8g	6.2g	0.4g

カルシウム	コレステロール
260mg	19mg

大豆加工品

豆腐や納豆は植物性たんぱく質源として、合わせて一日100gくらいとりたい食品。カルシウムも多く、おからは食物繊維も豊富です。

乳製品・豆・卵

大豆加工品

干し湯葉 3個10g		
たんぱく質 5.0g	脂質 3.2g	炭水化物 0.7g
カルシウム 21mg		食物繊維 0.3g

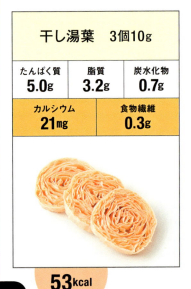

53kcal

おぼろ豆腐 100g		
たんぱく質 5.1g	脂質 3.3g	炭水化物 2.0g
カルシウム 91mg		食物繊維 0.4g

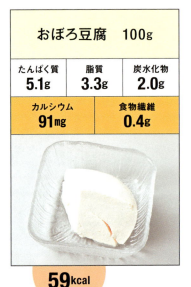

59kcal

もめん豆腐 100g		
たんぱく質 6.6g	脂質 4.2g	炭水化物 1.6g
カルシウム 86mg		食物繊維 0.4g

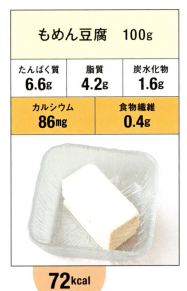

72kcal

エネルギー

56kcal

69kcal

75kcal

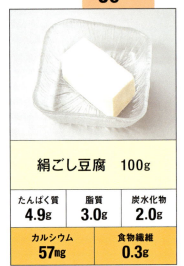

絹ごし豆腐 100g		
たんぱく質 4.9g	脂質 3.0g	炭水化物 2.0g
カルシウム 57mg		食物繊維 0.3g

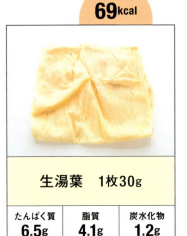

生湯葉 1枚30g		
たんぱく質 6.5g	脂質 4.1g	炭水化物 1.2g
カルシウム 27mg		食物繊維 0.2g

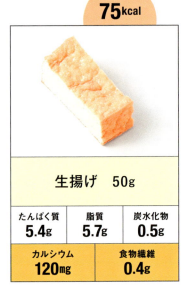

生揚げ 50g		
たんぱく質 5.4g	脂質 5.7g	炭水化物 0.5g
カルシウム 120mg		食物繊維 0.4g

大豆加工品

おから・生　1カップ70g
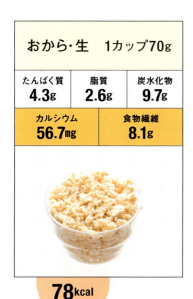

たんぱく質	脂質	炭水化物
4.3g	2.6g	9.7g

カルシウム	食物繊維
56.7mg	8.1g

78kcal

納豆・糸引き　1パック40g
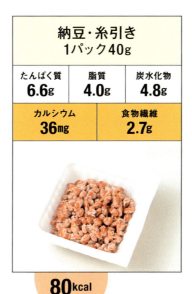

たんぱく質	脂質	炭水化物
6.6g	4.0g	4.8g

カルシウム	食物繊維
36mg	2.7g

80kcal

焼き豆腐　100g
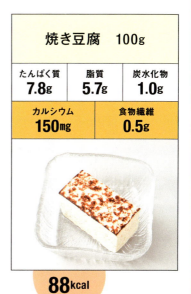

たんぱく質	脂質	炭水化物
7.8g	5.7g	1.0g

カルシウム	食物繊維
150mg	0.5g

88kcal

78kcal 　　**82kcal** 　　**91kcal**

ひきわり納豆　1パック40g
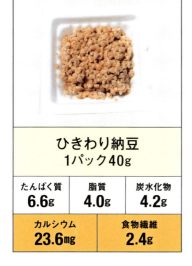

たんぱく質	脂質	炭水化物
6.6g	4.0g	4.2g

カルシウム	食物繊維
23.6mg	2.4g

油揚げ・生　1枚20g
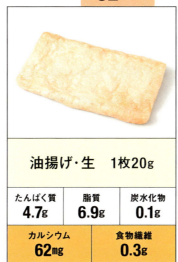

たんぱく質	脂質	炭水化物
4.7g	6.9g	0.1g

カルシウム	食物繊維
62mg	0.3g

凍り豆腐・乾燥　1個17g
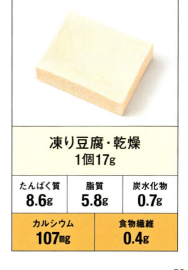

たんぱく質	脂質	炭水化物
8.6g	5.8g	0.7g

カルシウム	食物繊維
107mg	0.4g

乳製品・豆・卵

豆加工品

大豆水煮やレンズ豆はたんぱく質を多く含みます。
いんげん豆、あずき、ひよこ豆などは糖質と食物繊維が多めです。

きな粉・全粒大豆黄大豆 大さじ1（6g）

たんぱく質	脂質	炭水化物
2.2g	1.5g	1.7g

カルシウム	食物繊維
11mg	1.1g

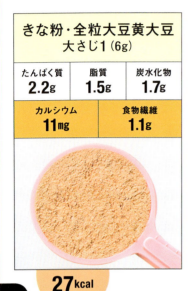

27kcal

あずき・ゆで 1/4カップ 40g

たんぱく質	脂質	炭水化物
3.6g	0.4g	9.7g

カルシウム	食物繊維
12mg	4.7g

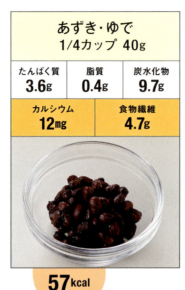

57kcal

レンズ豆・ゆで 1/4カップ 50g

たんぱく質	脂質	炭水化物
5.6g	0.4g	14.6g

カルシウム	食物繊維
14mg	4.7g

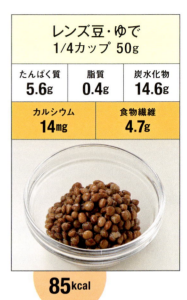

85kcal

エネルギー →

56kcal

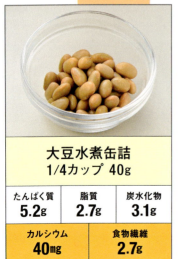

大豆水煮缶詰 1/4カップ 40g

たんぱく質	脂質	炭水化物
5.2g	2.7g	3.1g

カルシウム	食物繊維
40mg	2.7g

57kcal

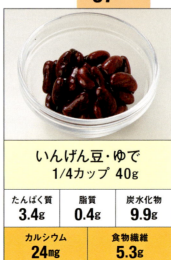

いんげん豆・ゆで 1/4カップ 40g

たんぱく質	脂質	炭水化物
3.4g	0.4g	9.9g

カルシウム	食物繊維
24mg	5.3g

86kcal

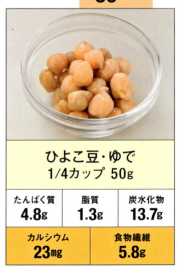

ひよこ豆・ゆで 1/4カップ 50g

たんぱく質	脂質	炭水化物
4.8g	1.3g	13.7g

カルシウム	食物繊維
23mg	5.8g

煮豆のエネルギーはどれくらい？

大豆以外の豆は糖質が多く、煮豆にするとさらに甘味を加えるので糖分がアップします。

こんぶ豆 30g

49 kcal

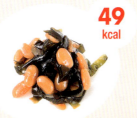

たんぱく質	3.0g
脂質	1.3g
炭水化物	7.0g
食物繊維	1.6g

黒豆 30g

62 kcal

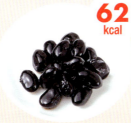

たんぱく質	3.1g
脂質	1.3g
炭水化物	10g
食物繊維	1.4g

うぐいす豆 30g

72 kcal

たんぱく質	1.7g
脂質	0.2g
炭水化物	15.9g
食物繊維	1.6g

白きんとき豆 30g

49 kcal

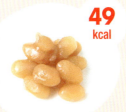

たんぱく質	1.6g
脂質	0.2g
炭水化物	18.8g
食物繊維	1.9g

うずら豆（きんとき豆）30g

71 kcal

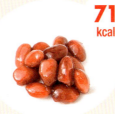

たんぱく質	2.0g
脂質	0.4g
炭水化物	14.9g
食物繊維	1.8g

ぶどう豆 30g

87 kcal

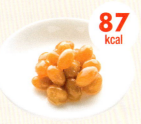

たんぱく質	4.2g
脂質	2.8g
炭水化物	11.1g
食物繊維	1.9g

乳製品・豆・卵

豆加工品

卵・卵製品

卵は良質なたんぱく質源であり、ビタミンCと食物繊維を除き、ほぼすべての栄養素を含む完全栄養食品。鶏卵なら、健康な人は一日1個が目安です。

乳製品・豆・卵

卵・卵製品

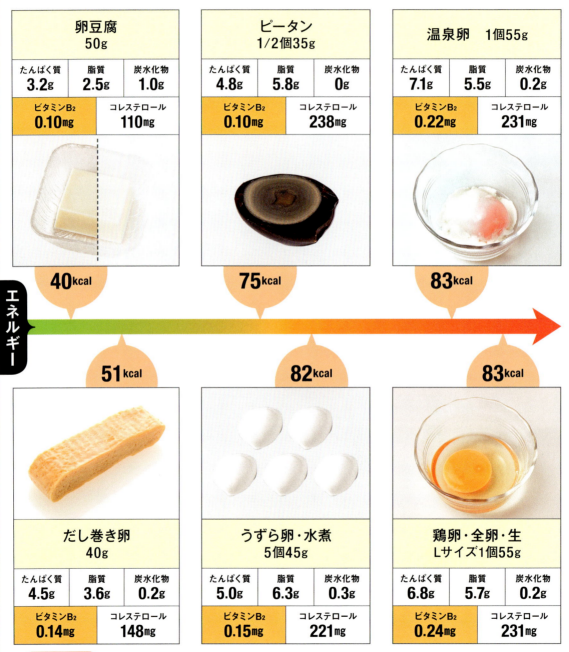

卵豆腐 50g
- たんぱく質 3.2g
- 脂質 2.5g
- 炭水化物 1.0g
- ビタミンB2 0.10mg
- コレステロール 110mg
- 40kcal

ピータン 1/2個35g
- たんぱく質 4.8g
- 脂質 5.8g
- 炭水化物 0g
- ビタミンB2 0.10mg
- コレステロール 238mg
- 75kcal

温泉卵 1個55g
- たんぱく質 7.1g
- 脂質 5.5g
- 炭水化物 0.2g
- ビタミンB2 0.22mg
- コレステロール 231mg
- 83kcal

エネルギー →

だし巻き卵 40g
- たんぱく質 4.5g
- 脂質 3.6g
- 炭水化物 0.2g
- ビタミンB2 0.14mg
- コレステロール 148mg
- 51kcal

うずら卵・水煮 5個45g
- たんぱく質 5.0g
- 脂質 6.3g
- 炭水化物 0.3g
- ビタミンB2 0.15mg
- コレステロール 221mg
- 82kcal

鶏卵・全卵・生 Lサイズ1個55g
- たんぱく質 6.8g
- 脂質 5.7g
- 炭水化物 0.2g
- ビタミンB2 0.24mg
- コレステロール 231mg
- 83kcal

この栄養素に注目 ビタミンB2 糖質、脂質、アミノ酸を代謝してエネルギーにするために働くビタミン。活動量の多い人は特に意識してとりたい栄養素です。

野菜・きのこ・海藻・芋・果物・種実

野菜はビタミン、ミネラル、食物繊維の供給源です。
きのこ、海藻を含めて一日350gを目安にとるのが理想。
毎日「あと80g多くとる」ことを心がけると、
必要量がカバーしやすくなります。
果物は一日80kcal分を目安にとりましょう。

一日350g摂取を目指して一日「80g」多

一日の摂取目標350gのうち、緑黄色野菜は120g以上とるのが理想。赤血球の生産を助ける葉酸を豊富に含み、色素成分でもあるカロテンには、活性酸素から体を守る働きがあります。

\\ 80gの目安 //

赤ピーマン

たんぱく質	脂質	炭水化物
0.8g	0.2g	5.8g
β-カロテン	ビタミンC	食物繊維
70μg	136mg	1.3g

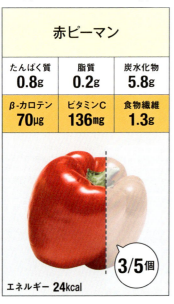

3/5個

エネルギー 24kcal

グリーンアスパラガス

たんぱく質	脂質	炭水化物
2.1g	0.2g	3.1g
β-カロテン	ビタミンC	食物繊維
25μg	12mg	1.4g

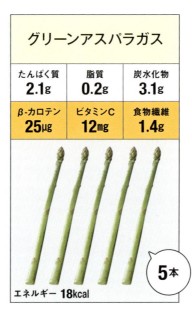

5本

エネルギー 18kcal

クレソン

たんぱく質	脂質	炭水化物
1.7g	0.1g	2.0g
β-カロテン	ビタミンC	食物繊維
184μg	21mg	2.0g

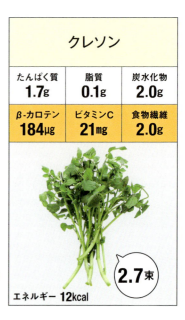

2.7束

エネルギー 12kcal

オクラ

たんぱく質	脂質	炭水化物
1.7g	0.2g	5.3g
β-カロテン	ビタミンC	食物繊維
45μg	9mg	4.0g

8本

エネルギー 24kcal

西洋かぼちゃ

たんぱく質	脂質	炭水化物
1.5g	0.2g	16.5g
β-カロテン	ビタミンC	食物繊維
264μg	34mg	2.8g

1/15個

エネルギー 73kcal

小松菜

たんぱく質	脂質	炭水化物
1.2g	0.2g	1.9g
β-カロテン	ビタミンC	食物繊維
208μg	31mg	2.8g

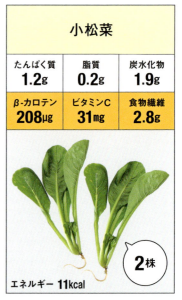

2株

エネルギー 11kcal

この栄養素に注目 β-カロテン：レチノール当量の値で算出しています。緑黄色野菜に特に多い栄養素。体内でビタミンAに変換されて働き、皮膚や粘膜の健康を維持。体内で発生する活性酸素を抑制する効果も期待できます。

野菜・きのこ・海藻・芋・果物・種実 緑黄色野菜

野菜を食べよう 緑黄色野菜編

サニーレタス
たんぱく質	脂質	炭水化物
1.0g	0.2g	2.6g
β-カロテン	ビタミンC	食物繊維
136μg	14mg	1.6g

外葉 2 2/3枚　エネルギー 13kcal

さやえんどう
たんぱく質	脂質	炭水化物
2.5g	0.2g	6.0g
β-カロテン	ビタミンC	食物繊維
38μg	48mg	2.4g

27枚　エネルギー 29kcal

ししとうがらし
たんぱく質	脂質	炭水化物
1.5g	0.2g	4.6g
β-カロテン	ビタミンC	食物繊維
35μg	46mg	2.9g

20本　エネルギー 22kcal

さやいんげん
たんぱく質	脂質	炭水化物
1.4g	0.1g	4.1g
β-カロテン	ビタミンC	食物繊維
39μg	6mg	1.9g

10本　エネルギー 18kcal

サラダ菜
たんぱく質	脂質	炭水化物
0.8g	0.2g	2.2g
β-カロテン	ビタミンC	食物繊維
144μg	11mg	1.4g

1株　エネルギー 11kcal

春菊
たんぱく質	脂質	炭水化物
1.8g	0.2g	3.1g
β-カロテン	ビタミンC	食物繊維
304μg	15mg	2.6g

4/5束　エネルギー 18kcal

野菜・きのこ・海藻・芋・果物・種実

緑黄色野菜

一日350g摂取を目指して一日「80g」多く野菜を食べよう 緑黄色野菜編

野菜・きのこ・海藻・芋・果物・種実

緑黄色野菜

80gの目安

青梗菜

たんぱく質	脂質	炭水化物
0.5g	0.1g	1.6g
β-カロテン	ビタミンC	食物繊維
136μg	19mg	1.0g

1株
エネルギー 7kcal

トマト
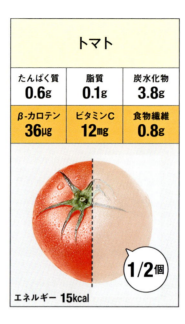

たんぱく質	脂質	炭水化物
0.6g	0.1g	3.8g
β-カロテン	ビタミンC	食物繊維
36μg	12mg	0.8g

1/2個
エネルギー 15kcal

にんじん
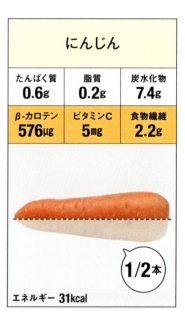

たんぱく質	脂質	炭水化物
0.6g	0.2g	7.4g
β-カロテン	ビタミンC	食物繊維
576μg	5mg	2.2g

1/2本
エネルギー 31kcal

豆苗
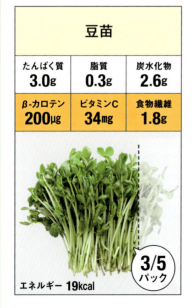

たんぱく質	脂質	炭水化物
3.0g	0.3g	2.6g
β-カロテン	ビタミンC	食物繊維
200μg	34mg	1.8g

3/5パック
エネルギー 19kcal

にら
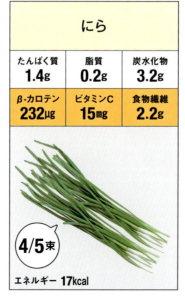

たんぱく質	脂質	炭水化物
1.4g	0.2g	3.2g
β-カロテン	ビタミンC	食物繊維
232μg	15mg	2.2g

4/5束
エネルギー 17kcal

葉ねぎ
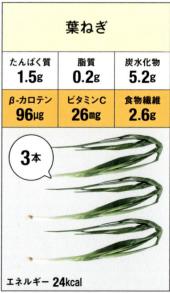

たんぱく質	脂質	炭水化物
1.5g	0.2g	5.2g
β-カロテン	ビタミンC	食物繊維
96μg	26mg	2.6g

3本
エネルギー 24kcal

野菜・きのこ・海藻・芋・果物・種実

緑黄色野菜

ピーマン

たんぱく質	脂質	炭水化物
0.7g	0.2g	4.1g

β-カロテン	ビタミンC	食物繊維
26μg	61mg	1.8g

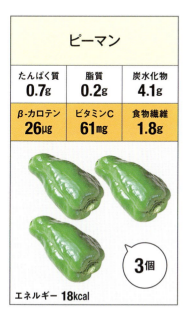

3個

エネルギー 18kcal

ほうれん草

たんぱく質	脂質	炭水化物
1.8g	0.3g	2.5g

β-カロテン	ビタミンC	食物繊維
280μg	28mg	2.2g

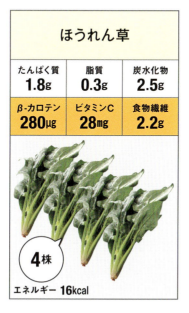

4株

エネルギー 16kcal

芽キャベツ

たんぱく質	脂質	炭水化物
4.6g	0.1g	7.9g

β-カロテン	ビタミンC	食物繊維
47μg	128mg	4.4g

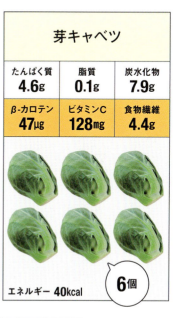

6個

エネルギー 40kcal

ブロッコリー

たんぱく質	脂質	炭水化物
3.4g	0.4g	4.2g

β-カロテン	ビタミンC	食物繊維
54μg	96mg	3.5g

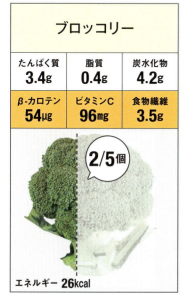

2/5個

エネルギー 26kcal

ミニトマト

たんぱく質	脂質	炭水化物
0.9g	0.1g	5.8g

β-カロテン	ビタミンC	食物繊維
64μg	26mg	1.1g

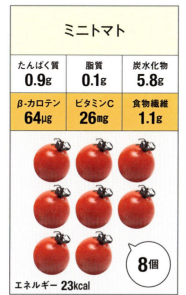

8個

エネルギー 23kcal

モロヘイヤ

たんぱく質	脂質	炭水化物
3.8g	0.4g	5.0g

β-カロテン	ビタミンC	食物繊維
672μg	52mg	4.7g

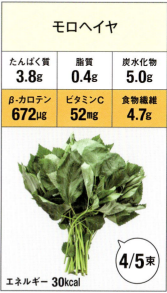

4/5束

エネルギー 30kcal

一日350g摂取を目指して一日「80g」多

カロテンの含有量が可食部100gあたり600μg未満のものが淡色野菜。
体内の水分量をコントロールし、むくみ予防に効果的なカリウム、またビタミンCや食物繊維も豊富です。

野菜・きのこ・海藻・芋・果物・種実

淡色野菜

\\ 80gの目安 //

枝豆
たんぱく質	脂質	炭水化物
9.4g	5.0g	7.0g
β-カロテン	ビタミンC	食物繊維
18μg	22mg	4.0g

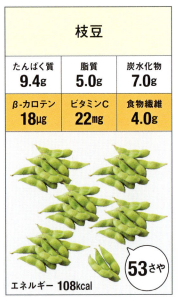
53さや
エネルギー 108kcal

カリフラワー
たんぱく質	脂質	炭水化物
2.4g	0.1g	4.2g
β-カロテン	ビタミンC	食物繊維
2μg	65mg	2.3g

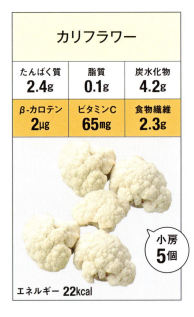
小房5個
エネルギー 22kcal

きゅうり
たんぱく質	脂質	炭水化物
0.8g	0.1g	2.4g
β-カロテン	ビタミンC	食物繊維
22μg	11mg	0.9g

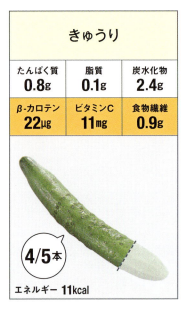
4/5本
エネルギー 11kcal

かぶ
たんぱく質	脂質	炭水化物
0.6g	0.1g	3.7g
β-カロテン	ビタミンC	食物繊維
0μg	15mg	1.2g

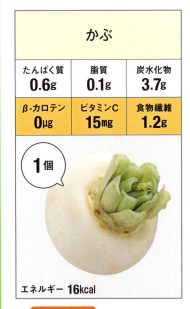
1個
エネルギー 16kcal

キャベツ
たんぱく質	脂質	炭水化物
1.0g	0.2g	4.2g
β-カロテン	ビタミンC	食物繊維
3μg	33mg	1.4g

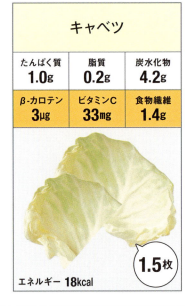
1.5枚
エネルギー 18kcal

グリーンピース
たんぱく質	脂質	炭水化物
5.5g	0.3g	12.2g
β-カロテン	ビタミンC	食物繊維
28μg	15mg	6.2g

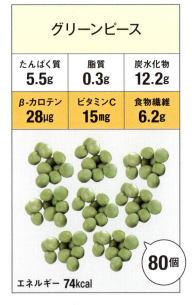
80個
エネルギー 74kcal

この栄養素に注目 食物繊維 枝豆などの豆類、ごぼう、キャベツなど、淡色野菜には食物繊維が豊富なものが多数。複数の野菜からとるようにしましょう。

野菜を食べよう 淡色野菜編

ゴーヤー

たんぱく質	脂質	炭水化物
0.8g	0.1g	3.1g

β-カロテン	ビタミンC	食物繊維
14μg	61mg	2.1g

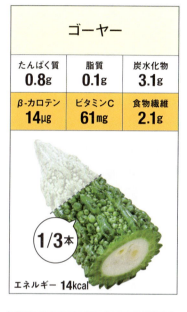

1/3本

エネルギー 14kcal

とうもろこし

たんぱく質	脂質	炭水化物
2.9g	1.4g	13.4g

β-カロテン	ビタミンC	食物繊維
3μg	6mg	2.4g

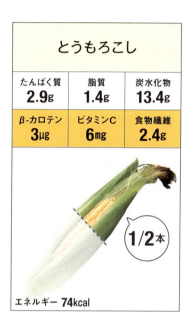

1/2本

エネルギー 74kcal

ズッキーニ

たんぱく質	脂質	炭水化物
1.0g	0.1g	2.2g

β-カロテン	ビタミンC	食物繊維
22μg	16mg	1.0g

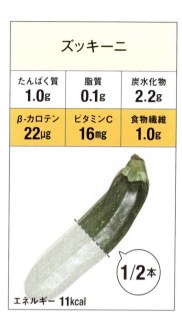

1/2本

エネルギー 11kcal

ごぼう

たんぱく質	脂質	炭水化物
1.4g	0.1g	12.3g

β-カロテン	ビタミンC	食物繊維
0μg	2mg	4.6g

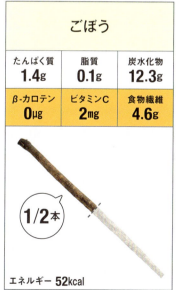

1/2本

エネルギー 52kcal

スナップえんどう

たんぱく質	脂質	炭水化物
2.3g	0.1g	7.9g

β-カロテン	ビタミンC	食物繊維
27μg	34mg	2.0g

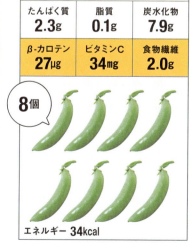

8個

エネルギー 34kcal

セロリ

たんぱく質	脂質	炭水化物
0.3g	0.1g	2.9g

β-カロテン	ビタミンC	食物繊維
3μg	6mg	1.2g

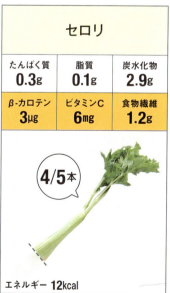

4/5本

エネルギー 12kcal

野菜・きのこ・海藻・芋・果物・種実

淡色野菜

一日350g摂取を目指して一日「80g」多く野菜を食べよう 〈淡色野菜編〉

\\ 80gの目安 //

そら豆

たんぱく質	脂質	炭水化物
8.7g	0.2g	12.4g
β-カロテン	ビタミンC	食物繊維
16μg	18mg	2.1g

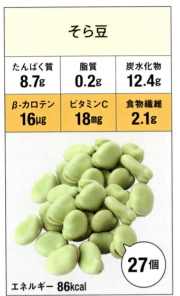

27個
エネルギー 86kcal

大豆もやし

たんぱく質	脂質	炭水化物
3.0g	1.2g	1.8g
β-カロテン	ビタミンC	食物繊維
0μg	4mg	1.8g

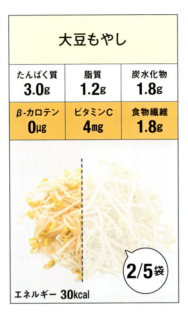

2/5袋
エネルギー 30kcal

なす

たんぱく質	脂質	炭水化物
0.9g	0.1g	4.1g
β-カロテン	ビタミンC	食物繊維
6μg	3mg	1.8g

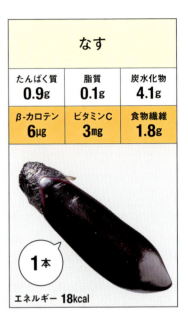

1本
エネルギー 18kcal

大根・皮つき

たんぱく質	脂質	炭水化物
0.4g	0.1g	3.3g
β-カロテン	ビタミンC	食物繊維
0μg	10mg	1.1g

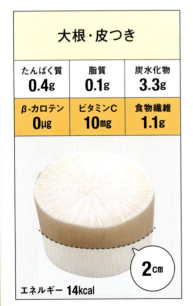

2cm
エネルギー 14kcal

玉ねぎ

たんぱく質	脂質	炭水化物
0.8g	0.1g	7.0g
β-カロテン	ビタミンC	食物繊維
0μg	6mg	1.3g

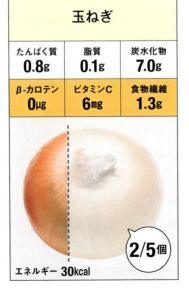

2/5個
エネルギー 30kcal

ねぎ

たんぱく質	脂質	炭水化物
1.1g	0.1g	6.6g
β-カロテン	ビタミンC	食物繊維
6μg	11mg	2.0g

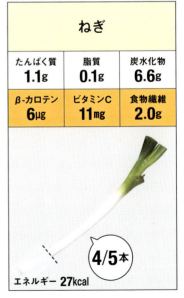

4/5本
エネルギー 27kcal

白菜

たんぱく質	脂質	炭水化物
0.6g	0.1g	2.6g

β-カロテン	ビタミンC	食物繊維
6μg	15mg	1.0g

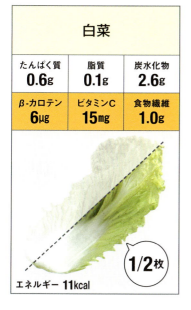

1/2枚
エネルギー 11kcal

緑豆もやし

たんぱく質	脂質	炭水化物
1.4g	0.1g	2.1g

β-カロテン	ビタミンC	食物繊維
0μg	6mg	1.0g

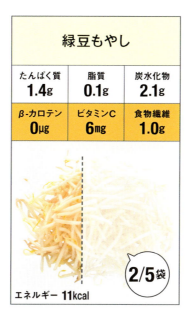

2/5袋
エネルギー 11kcal

れんこん

たんぱく質	脂質	炭水化物
1.5g	0.1g	12.4g

β-カロテン	ビタミンC	食物繊維
0μg	38mg	1.6g

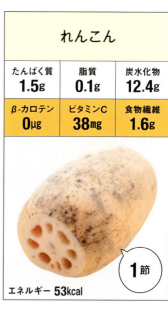

1節
エネルギー 53kcal

米なす

たんぱく質	脂質	炭水化物
0.9g	0.1g	4.2g

β-カロテン	ビタミンC	食物繊維
3μg	5mg	1.9g

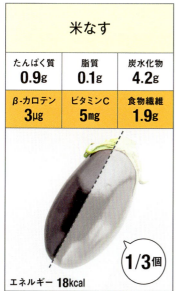

1/3個
エネルギー 18kcal

レタス

たんぱく質	脂質	炭水化物
0.5g	0.1g	2.2g

β-カロテン	ビタミンC	食物繊維
16μg	4mg	0.9g

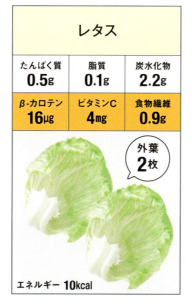

外葉2枚
エネルギー 10kcal

ロメインレタス

たんぱく質	脂質	炭水化物
1.0g	0.2g	2.7g

β-カロテン	ビタミンC	食物繊維
34μg	6mg	1.5g

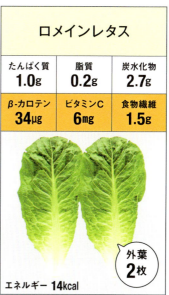

外葉2枚
エネルギー 14kcal

野菜・きのこ・海藻・芋・果物・種実

淡色野菜

野菜加工品 加工で変わるエネルギーと塩分

野菜を加工することで変わるのが塩分量。漬け物は高塩分なので食べる量に気をつけましょう。コーンやトマトなどの缶詰は、備蓄しておくと災害時などにも役立ちます。

とうもろこしから

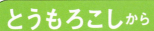

ホール缶詰め 1カップ150g

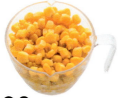

123 kcal　塩分 **0.8**g

クリーム缶詰め 1カップ220g

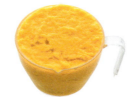

185 kcal　塩分 **1.5**g

100gで比較すると生のとうもろこしのエネルギーは92kcal、ホール缶詰めは82kcal、クリーム缶詰めは84kcal。生のとうもろこしは塩分を含みませんが、加工することで塩分が加わります。

大根から

ぬかみそ漬け 5切れ30g

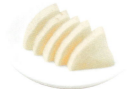

9 kcal　塩分 **1.1**g

たくあん漬け 5切れ30g

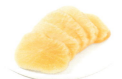

19 kcal　塩分 **1.3**g

いずれも塩分が多くなります。たくあんは干すため、水分が減って成分が凝縮。漬け込むときに砂糖も使うので、エネルギーも高めです。

白菜から

塩漬け 30g

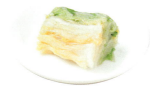

5 kcal　塩分 **0.7**g

白菜キムチ 30g

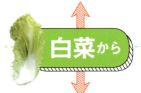

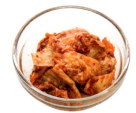

14 kcal　塩分 **0.7**g

塩漬けにすると塩分は増えますが、エネルギーは生とあまり変わりません。キムチでは各種の栄養素がアップして、エネルギーも高くなります。

きゅうりから

塩漬け 5切れ30g
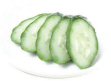
5kcal　塩分 **0.8**g

ぬかみそ漬け 5切れ30g
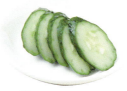
8kcal　塩分 **1.6**g

ピクルス 1個20g
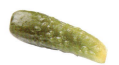
13kcal　塩分 **0.2**g

ぬかみそ漬けは塩分が塩漬けの2倍なので、食べる量に気をつけましょう。ピクルスはスイート型といわれる砂糖を加えたものの数値。乳酸発酵させたサワー型なら20gで約3kcalと、低エネルギーです。

なすから

塩漬け 6切れ30g
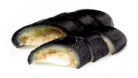
7kcal　塩分 **0.7**g

ぬかみそ漬け 6切れ30g
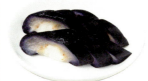
8kcal　塩分 **0.8**g

ぬかみそ漬けにすると、ビタミンB₁が生の2倍、塩漬けの約3倍に増えます。塩分に気をつけてとるようにしましょう。

トマトから
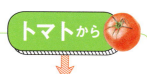

水煮缶詰め・食塩無添加 1カップ200g
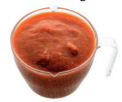
40kcal　塩分 **0**g

生のトマトと栄養価はほとんど変わりません。食塩添加のトマトジュースは塩分量が200gで0.6gに。

野菜・きのこ・海藻・芋・果物・種実

野菜加工品

きのこ

低エネルギーで食物繊維豊富なきのこはダイエット中に心強い食品。
そのほかビタミンB_1、B_2、ビタミンDも含んでいます。一日30gを目安にとるようにしましょう。

生しいたけ 1袋5個（正味75g）		
たんぱく質 2.3g	脂質 0.2g	炭水化物 4.3g
食物繊維 3.2g	エネルギー 14kcal	

えのきたけ 小1袋（正味85g）		
たんぱく質 2.3g	脂質 0.2g	炭水化物 6.5g
食物繊維 3.3g	エネルギー 19kcal	

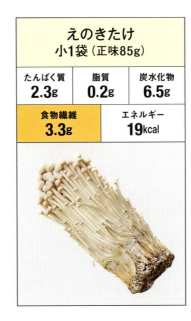

エリンギ 1パック2本（正味76g）		
たんぱく質 2.1g	脂質 0.3g	炭水化物 4.6g
食物繊維 2.6g	エネルギー 14kcal	

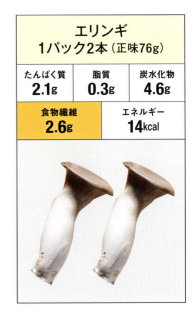

ぶなしめじ 1パック（正味90g）		
たんぱく質 2.4g	脂質 0.5g	炭水化物 4.5g
食物繊維 3.3g	エネルギー 16kcal	

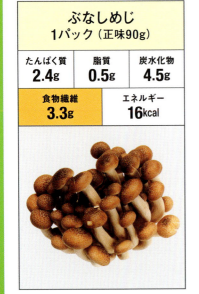

まいたけ 1パック（正味90g）		
たんぱく質 1.8g	脂質 0.5g	炭水化物 4.0g
食物繊維 3.2g	エネルギー 14kcal	

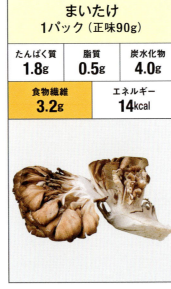

なめこ 1袋100g		
たんぱく質 1.8g	脂質 0.2g	炭水化物 5.4g
食物繊維 3.4g	エネルギー 15kcal	

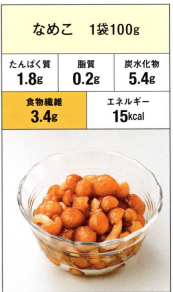

まつたけ　1本50g		
たんぱく質 1.0g	脂質 0.3g	炭水化物 4.1g
食物繊維 2.4g	エネルギー 12kcal	

マッシュルーム　1パック10個80g		
たんぱく質 2.3g	脂質 0.2g	炭水化物 1.7g
食物繊維 1.6g	エネルギー 9kcal	

マッシュルーム・水煮缶詰め　1缶85g		
たんぱく質 2.9g	脂質 0.2g	炭水化物 2.8g
食物繊維 2.7g	エネルギー 12kcal	

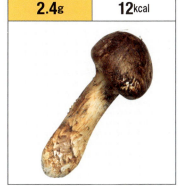
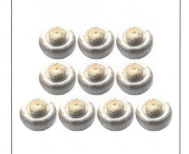
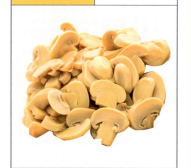

干ししいたけ　2個4g		
たんぱく質 0.8g	脂質 0.1g	炭水化物 2.5g
食物繊維 1.6g	エネルギー 7kcal	

乾燥きくらげ　5個2g		
たんぱく質 0.1g	脂質 0g	炭水化物 1.5g
食物繊維 1.6g	エネルギー 3kcal	

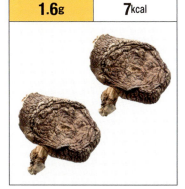
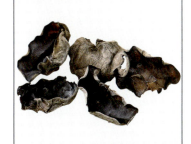

野菜・きのこ・海藻・芋・果物・種実

きのこ

きのこのビタミンDランキング（100g中）

カルシウムの吸収を促進して骨をじょうぶにするビタミンD。魚介類やきのこに多く含まれています。乾燥きくらげや干ししいたけなど、紫外線に当てて干すことで含有量が増えます。

1位　乾燥きくらげ　128.5μg
2位　干ししいたけ　12.5μg
3位　まいたけ　4.9μg
4位　エリンギ　1.2μg
5位　えのきたけ　0.9μg

海藻

低エネルギーなうえ、食物繊維や各種ミネラルが豊富。
汁物や副菜にとり入れれば、ダイエットの強い味方になります。塩こんぶやつくだ煮は高塩分です。

焼きのり　1枚（3g）

たんぱく質	脂質	炭水化物
1.2g	0.1g	1.3g
マグネシウム	エネルギー	食物繊維
9mg	6kcal	1.1g

カットわかめ　2g

たんぱく質	脂質	炭水化物
0.4g	0.1g	0.8g
マグネシウム	エネルギー	食物繊維
8mg	3kcal	0.7g

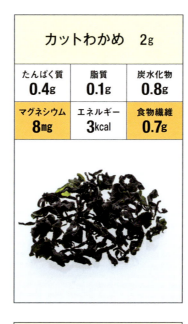

とろろこんぶ　5g

たんぱく質	脂質	炭水化物
0.3g	0g	2.5g
マグネシウム	エネルギー	食物繊維
26mg	6kcal	1.4g

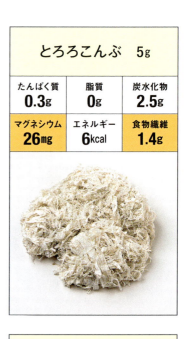

味つけのり　5枚（3.5g）

たんぱく質	脂質	炭水化物
1.4g	0.1g	1.5g
マグネシウム	エネルギー	食物繊維
10mg	13kcal	0.9g

干しひじき　3g

たんぱく質	脂質	炭水化物
0.3g	0.1g	1.8g
マグネシウム	エネルギー	食物繊維
19mg	4kcal	1.6g

もずく・味つけ　1パック（80g）

たんぱく質	脂質	炭水化物
0.3g	0.1g	4.5g
マグネシウム	エネルギー	食物繊維
未測定	20kcal	未測定

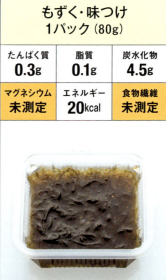

この栄養素に注目　マグネシウム　カルシウムの吸収を高める働きを持ち、骨や歯の形成に欠かせないミネラル。魚介類や野菜のほか、海藻類にも多く含まれています。

海藻

芽かぶわかめ・生　30g

たんぱく質	脂質	炭水化物
0.3g	0.2g	1.0g

マグネシウム	エネルギー	食物繊維
18mg	3kcal	1.0g

刻みこんぶ　10g

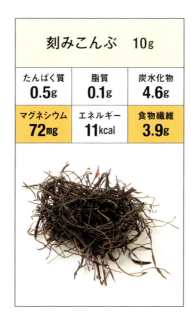

たんぱく質	脂質	炭水化物
0.5g	0.1g	4.6g

マグネシウム	エネルギー	食物繊維
72mg	11kcal	3.9g

のりのつくだ煮　15g

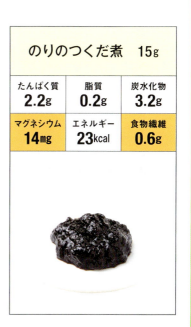

たんぱく質	脂質	炭水化物
2.2g	0.2g	3.2g

マグネシウム	エネルギー	食物繊維
14mg	23kcal	0.6g

塩こんぶ　5g

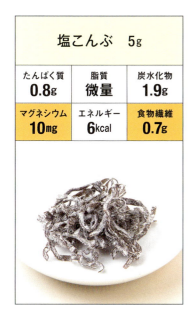

たんぱく質	脂質	炭水化物
0.8g	微量	1.9g

マグネシウム	エネルギー	食物繊維
10mg	6kcal	0.7g

ところてん　50g

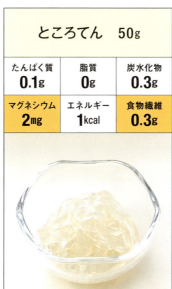

たんぱく質	脂質	炭水化物
0.1g	0g	0.3g

マグネシウム	エネルギー	食物繊維
2mg	1kcal	0.3g

こんぶ・つくだ煮　5g

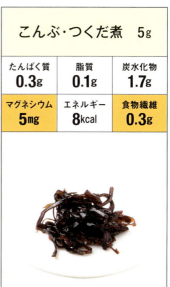

たんぱく質	脂質	炭水化物
0.3g	0.1g	1.7g

マグネシウム	エネルギー	食物繊維
5mg	8kcal	0.3g

芋

すべて皮むき後のデータ。じゃが芋やさつま芋は、ビタミンCも豊富です。1日50〜100gを目安にとるのがいいでしょう。炭水化物が多いので、食べすぎたときはごはんの量を調整しましょう。

野菜・きのこ・海藻・芋・果物・種実

芋

里芋　100g		
たんぱく質 1.5g	脂質 0.1g	炭水化物 13.1g
ビタミンC 6mg		糖質 10.8g

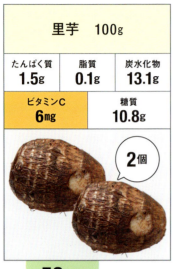 2個

メークイン　100g		
たんぱく質 1.6g	脂質 0.1g	炭水化物 17.6g
ビタミンC 35mg		糖質 16.3g

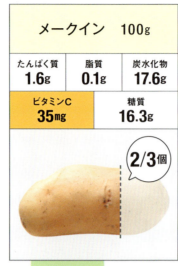 2/3個

いちょう芋　100g		
たんぱく質 4.5g	脂質 0.5g	炭水化物 22.6g
ビタミンC 7mg		糖質 21.2g

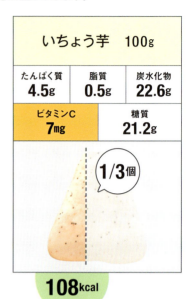 1/3個

エネルギー

58kcal　76kcal　108kcal

65kcal　76kcal　123kcal

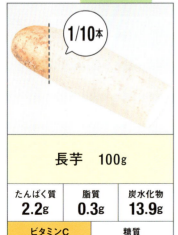 1/10本

長芋　100g		
たんぱく質 2.2g	脂質 0.3g	炭水化物 13.9g
ビタミンC 6mg		糖質 12.9g

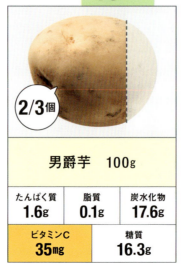 2/3個

男爵芋　100g		
たんぱく質 1.6g	脂質 0.1g	炭水化物 17.6g
ビタミンC 35mg		糖質 16.3g

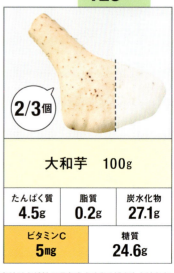 2/3個

大和芋　100g		
たんぱく質 4.5g	脂質 0.2g	炭水化物 27.1g
ビタミンC 5mg		糖質 24.6g

この栄養素に注目 ビタミンC　活性酸素をおさえ、病気やストレスへの抵抗を高めるビタミン。コラーゲンの生成を助けたり鉄の吸収をよくする働きもあります。芋類の中では、じゃが芋、さつま芋に豊富に含まれています。

紫芋 100g		
たんぱく質 1.2g	脂質 0.3g	炭水化物 31.7g
ビタミンC 29mg		糖質 29.2g

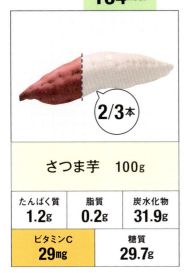

1/2本 → 133kcal

2/3本 → 134kcal

さつま芋 100g		
たんぱく質 1.2g	脂質 0.2g	炭水化物 31.9g
ビタミンC 29mg		糖質 29.7g

芋の加工品のエネルギーは？

板こんにゃく・製粉 50g

3 kcal

たんぱく質	0.1g
脂質	微量
炭水化物	1.2g
糖質	0.1g
食物繊維	1.1g

しらたき 50g

3 kcal

たんぱく質	0.1g
脂質	微量
炭水化物	1.5g
糖質	0g
食物繊維	1.5g

板こんにゃく・生芋 50g
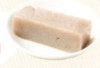
4 kcal

たんぱく質	0.1g
脂質	0.1g
炭水化物	1.7g
糖質	0.2g
食物繊維	1.5g

さつま芋・干し芋 2枚60g
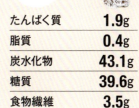
182 kcal

たんぱく質	1.9g
脂質	0.4g
炭水化物	43.1g
糖質	39.6g
食物繊維	3.5g

乾燥マッシュポテト 1カップ 70g
250 kcal

たんぱく質	4.6g
脂質	0.4g
炭水化物	58.0g
糖質	53.4g
食物繊維	4.6g

野菜・きのこ・海藻・芋・果物・種実

芋

果物 ①

キウイフルーツやいちご、かんきつ類はビタミンCがたっぷり。ただし、果物は果糖が多く、とりすぎに注意。
1日に100～200g、80kcalを目安にとりましょう。

ブルーベリー　10粒10g

たんぱく質	脂質	炭水化物
0.1g	0g	1.3g
ビタミンC	エネルギー	食物繊維
1mg	5kcal	0.3g

さくらんぼ（国産）　10粒60g

たんぱく質	脂質	炭水化物
0.6g	0.1g	9.1g
ビタミンC	エネルギー	食物繊維
6mg	36kcal	0.7g

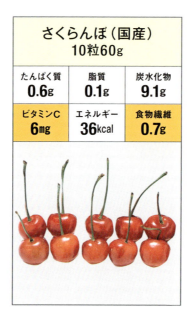

巨峰　10粒100g（正味80g）

たんぱく質	脂質	炭水化物
0.3g	0.1g	12.6g
ビタミンC	エネルギー	食物繊維
2mg	47kcal	0.4g

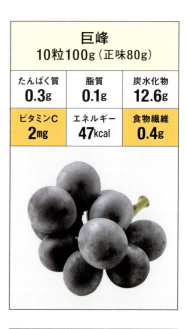

いちご　10個150g

たんぱく質	脂質	炭水化物
1.4g	0.2g	12.8g
ビタミンC	エネルギー	食物繊維
93mg	51kcal	2.1g

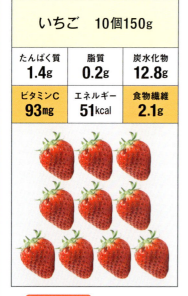

アメリカンチェリー　10粒90g

たんぱく質	脂質	炭水化物
1.1g	0.1g	15.4g
ビタミンC	エネルギー	食物繊維
8mg	59kcal	1.3g

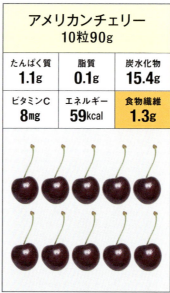

温室メロン　1/8個62.5g

たんぱく質	脂質	炭水化物
0.7g	0.1g	6.4g
ビタミンC	エネルギー	食物繊維
11mg	26kcal	0.3g

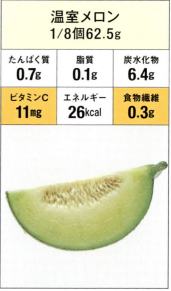

この栄養素に注目　ビタミンC　摂取推奨量は成人男性、女性ともに一日100mg。果物では特にかんきつ類やいちごに多く含まれています。

果物①

パインアップル 1/8個100g

たんぱく質	脂質	炭水化物
0.6g	0.1g	13.7g
ビタミンC	エネルギー	食物繊維
35mg	53kcal	1.2g

バナナ 1本120g

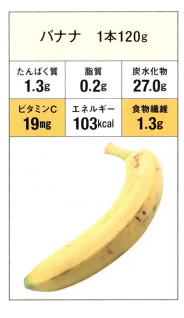

たんぱく質	脂質	炭水化物
1.3g	0.2g	27.0g
ビタミンC	エネルギー	食物繊維
19mg	103kcal	1.3g

すもも 1個65g

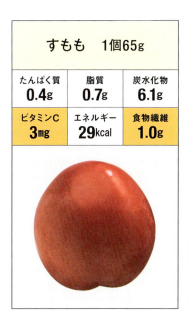

たんぱく質	脂質	炭水化物
0.4g	0.7g	6.1g
ビタミンC	エネルギー	食物繊維
3mg	29kcal	1.0g

すいか 1/8玉240g

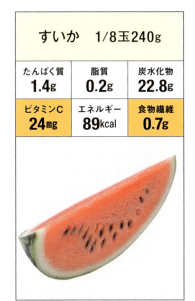

たんぱく質	脂質	炭水化物
1.4g	0.2g	22.8g
ビタミンC	エネルギー	食物繊維
24mg	89kcal	0.7g

びわ 1個35g

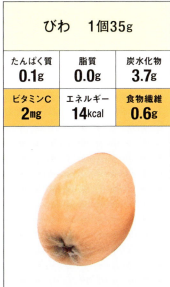

たんぱく質	脂質	炭水化物
0.1g	0.0g	3.7g
ビタミンC	エネルギー	食物繊維
2mg	14kcal	0.6g

温州みかん 1個80g

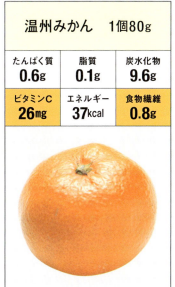

たんぱく質	脂質	炭水化物
0.6g	0.1g	9.6g
ビタミンC	エネルギー	食物繊維
26mg	37kcal	0.8g

果物②

梨や桃、りんごなどは1個食べきるとエネルギー過多になるので、半量くらいを目安に食べましょう。
柿やすいかなどに多いカリウムには塩分を排出する働きがあります。

キウイフルーツ 1個70g		
たんぱく質 0.7g	脂質 0.1g	炭水化物 9.5g
ビタミンC 48mg	エネルギー 37kcal	食物繊維 1.8g

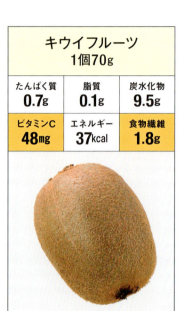

ネーブル 1個120g		
たんぱく質 1.1g	脂質 0.1g	炭水化物 14.2g
ビタミンC 72mg	エネルギー 55kcal	食物繊維 1.2g

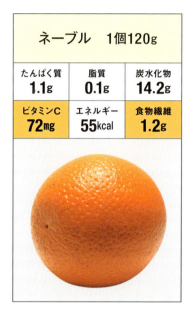

グレープフルーツ（白肉種） 1個210g		
たんぱく質 1.9g	脂質 0.2g	炭水化物 20.2g
ビタミンC 76mg	エネルギー 80kcal	食物繊維 1.3g

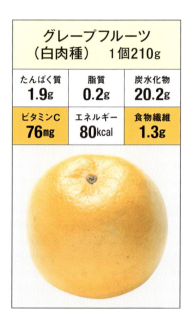

いちじく 1個70g		
たんぱく質 0.4g	脂質 0.1g	炭水化物 10.0g
ビタミンC 1mg	エネルギー 38kcal	食物繊維 1.3g

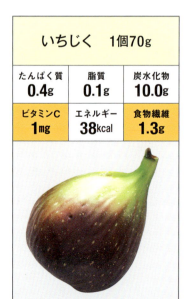

梨 1個255g		
たんぱく質 0.8g	脂質 0.3g	炭水化物 28.8g
ビタミンC 8mg	エネルギー 110kcal	食物繊維 2.3g

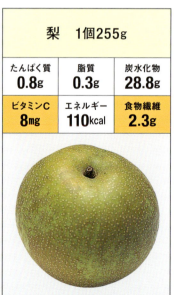

マンゴー 1個260g		
たんぱく質 1.6g	脂質 0.3g	炭水化物 43.9g
ビタミンC 52mg	エネルギー 166kcal	食物繊維 3.4g

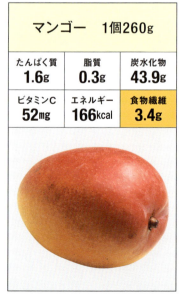

野菜・きのこ・海藻・芋・果物・種実

果物②

桃　1個215g

たんぱく質	脂質	炭水化物
1.3g	0.2g	21.9g
ビタミンC	エネルギー	食物繊維
17mg	86kcal	2.8g

柿　1個180g

たんぱく質	脂質	炭水化物
0.7g	0.4g	28.6g
ビタミンC	エネルギー	食物繊維
126mg	108kcal	2.9g

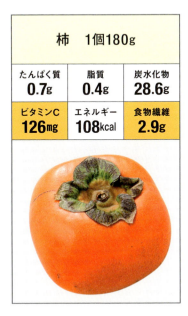

アボカド　1個140g

たんぱく質	脂質	炭水化物
3.5g	26.2g	8.7g
ビタミンC	エネルギー	食物繊維
21mg	262kcal	7.4g

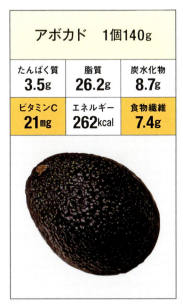

洋梨　1個170g

たんぱく質	脂質	炭水化物
0.5g	0.2g	24.5g
ビタミンC	エネルギー	食物繊維
5mg	92kcal	3.2g

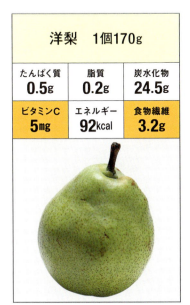

りんご・皮つき　1個210g

たんぱく質	脂質	炭水化物
0.4g	0.6g	34.0g
ビタミンC	エネルギー	食物繊維
13mg	128kcal	4.0g

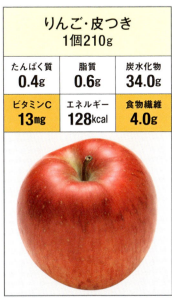

? フルーツ缶詰めのエネルギーはどれくらい？

果物の果糖に、シロップの糖分も加わります。

パインアップル
1枚35g **29kcal**

みかん
10房130g **83kcal**

白桃
1/2個50g **43kcal**

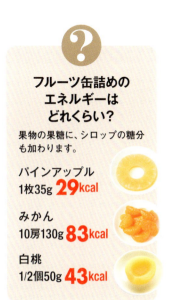

種実

ビタミンEやマグネシウムが豊富な種実類。
脂質を多く含み、少量でも高エネルギーなので一日20gくらいを目安にとりましょう。

野菜・きのこ・海藻・芋・果物・種実 / 種実

ぎんなん・生　5個（正味15g）

たんぱく質	脂質	炭水化物
0.7g	0.2g	5.2g

ビタミンE	食物繊維
0.4mg	0.2g

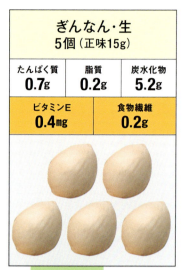

26kcal

落花生・いり・大粒種　30g（正味20g）

たんぱく質	脂質	炭水化物
5.1g	9.5g	3.8g

ビタミンE	食物繊維
2.0mg	1.5g

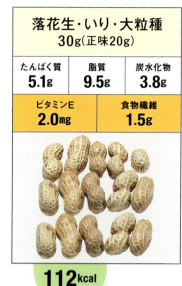

112kcal

バターピーナッツ　20g

たんぱく質	脂質	炭水化物
5.1g	10.3g	3.6g

ビタミンE	食物繊維
0.4mg	1.4g

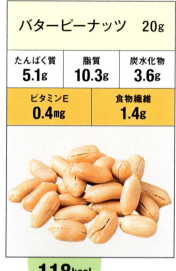

118kcal

エネルギー

46kcal

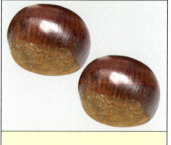

栗　2個（正味28g）

たんぱく質	脂質	炭水化物
0.8g	0.1g	10.3g

ビタミンE	食物繊維
0.0mg	1.2g

115kcal

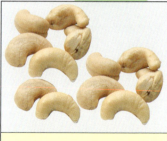

カシューナッツ・フライ味つけ　20g

たんぱく質	脂質	炭水化物
4.0g	9.5g	5.3g

ビタミンE	食物繊維
0.1mg	1.3g

123kcal

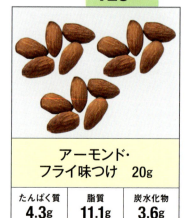

アーモンド・フライ味つけ　20g

たんぱく質	脂質	炭水化物
4.3g	11.1g	3.6g

ビタミンE	食物繊維
4.4mg	2.0g

この栄養素に注目　ビタミンE

アーモンドを筆頭に種実類に多いビタミンEは、ビタミンC、Aとともに「ビタミンACE（エース）」とも呼ばれます。抗酸化作用があり、体内の細胞膜の酸化による老化、動脈硬化などの生活習慣病の予防が期待できます。

野菜・きのこ・海藻・芋・果物・種実 — 種実

ピスタチオ・いり味つけ　30g（正味20g）

たんぱく質	脂質	炭水化物
3.5g	11.2g	4.2g

ビタミンE	食物繊維
0.3mg	1.8g

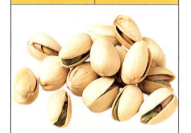

123 kcal

ヘーゼルナッツ・フライ味つけ　20g

たんぱく質	脂質	炭水化物
2.7g	13.9g	2.8g

ビタミンE	食物繊維
3.6mg	1.5g

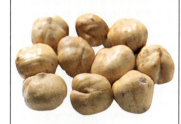

137 kcal

くるみ・いり　5粒20g

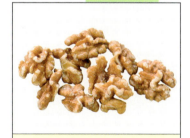

135 kcal

たんぱく質	脂質	炭水化物
2.9g	13.8g	2.3g

ビタミンE	食物繊維
0.2mg	1.5g

マカダミアナッツ・いり味つけ　20g

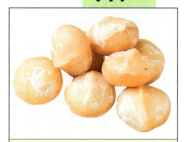

144 kcal

たんぱく質	脂質	炭水化物
1.7g	15.3g	2.4g

ビタミンE	食物繊維
0.0mg	1.2g

❓ ごまの加工品のエネルギーは？

ごま・いり　大さじ1（6g）

36 kcal

たんぱく質	1.2g
脂質	3.3g
炭水化物	1.1g
ビタミンE	0mg
食物繊維	0.8g

ごま・すり　大さじ1（6g）

36 kcal

たんぱく質	1.2g
脂質	3.3g
炭水化物	1.1g
ビタミンE	0mg
食物繊維	0.8g

ごま・練り　大さじ1（18g）

115 kcal

たんぱく質	3.4g
脂質	11.0g
炭水化物	2.8g
ビタミンE	0mg
食物繊維	2.0g

ドライフルーツ

食物繊維を多く含んでいます。ただし糖質が多いので、少量でもエネルギーが高めです。80kcalを上限にとるようにしましょう。

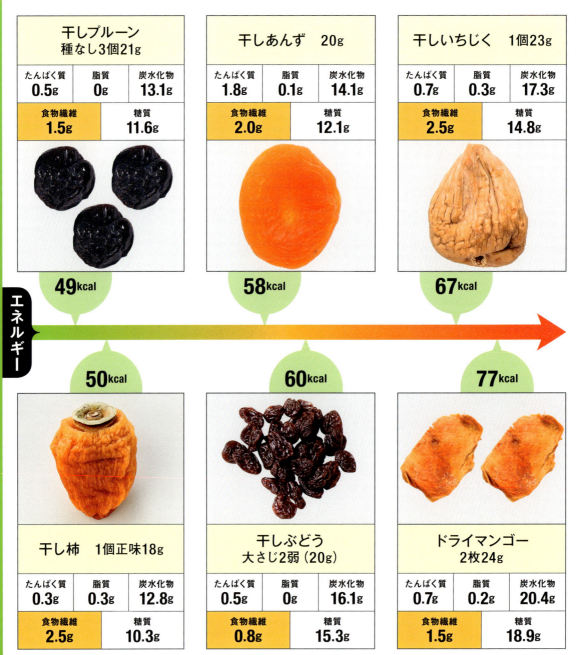

干しプルーン 種なし3個21g
- たんぱく質 0.5g
- 脂質 0g
- 炭水化物 13.1g
- 食物繊維 1.5g
- 糖質 11.6g
- 49kcal

干しあんず 20g
- たんぱく質 1.8g
- 脂質 0.1g
- 炭水化物 14.1g
- 食物繊維 2.0g
- 糖質 12.1g
- 58kcal

干しいちじく 1個23g
- たんぱく質 0.7g
- 脂質 0.3g
- 炭水化物 17.3g
- 食物繊維 2.5g
- 糖質 14.8g
- 67kcal

干し柿 1個正味18g
- たんぱく質 0.3g
- 脂質 0.3g
- 炭水化物 12.8g
- 食物繊維 2.5g
- 糖質 10.3g
- 50kcal

干しぶどう 大さじ2弱（20g）
- たんぱく質 0.5g
- 脂質 0g
- 炭水化物 16.1g
- 食物繊維 0.8g
- 糖質 15.3g
- 60kcal

ドライマンゴー 2枚24g
- たんぱく質 0.7g
- 脂質 0.2g
- 炭水化物 20.4g
- 食物繊維 1.5g
- 糖質 18.9g
- 77kcal

油脂・砂糖・調味料

油は1gあたり約9kcal。砂糖は約4kcalです。
使うときは目分量ではなく、計量の習慣をつけましょう。
甘いお菓子やケーキ、スナック菓子などはダイエット中は、
なるべく控えたいものですが、エネルギーを把握し、適量を
楽しむ程度ならストレス解消になります。

バター・油 など

植物油のエネルギーはどれも同じ。一日大さじ2弱(20g)を目安に使いましょう。
同量ならバターのほうが低エネルギーです。

油脂・砂糖・調味料

バター・油 など

ファットスプレッド 小さじ1（4g）

たんぱく質	脂質	炭水化物
0g	2.8g	0g

飽和脂肪酸	コレステロール
0.82g	0mg

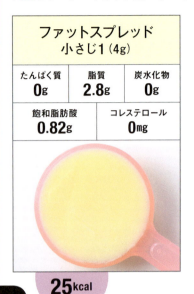

25 kcal

無塩バター 4g

たんぱく質	脂質	炭水化物
0g	3.3g	0g

飽和脂肪酸	コレステロール
2.10g	9mg

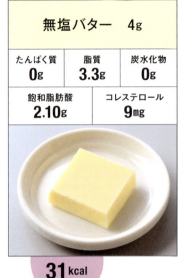

31 kcal

ショートニング 小さじ1（4g）

たんぱく質	脂質	炭水化物
0g	4.0g	0g

飽和脂肪酸	コレステロール
1.85g	0mg

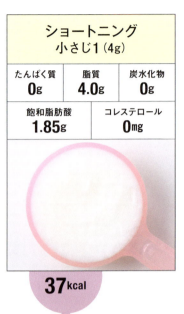

37 kcal

エネルギー

30 kcal

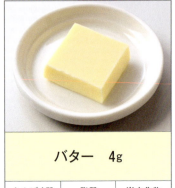

バター 4g

たんぱく質	脂質	炭水化物
0g	3.2g	0g

飽和脂肪酸	コレステロール
2.02g	8mg

31 kcal

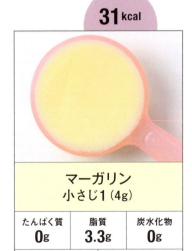

マーガリン 小さじ1（4g）

たんぱく質	脂質	炭水化物
0g	3.3g	0g

飽和脂肪酸	コレステロール
0.92g	0mg

37 kcal

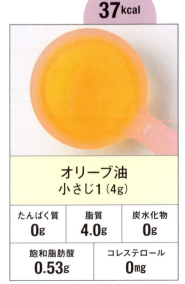

オリーブ油 小さじ1（4g）

たんぱく質	脂質	炭水化物
0g	4.0g	0g

飽和脂肪酸	コレステロール
0.53g	0mg

油脂・砂糖・調味料

バター・油など

ごま油　小さじ1（4g)		
たんぱく質 0g	脂質 4.0g	炭水化物 0g
飽和脂肪酸 0.60g		コレステロール 0mg

37kcal

ラード　小さじ1（4g)		
たんぱく質 0g	脂質 4.0g	炭水化物 0g
飽和脂肪酸 1.57g		コレステロール 4mg

38kcal

37kcal　**38kcal**

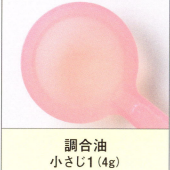

調合油　小さじ1（4g)		
たんぱく質 0g	脂質 4.0g	炭水化物 0g
飽和脂肪酸 0.44g		コレステロール 0mg

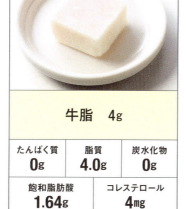

牛脂　4g		
たんぱく質 0g	脂質 4.0g	炭水化物 0g
飽和脂肪酸 1.64g		コレステロール 4mg

❓ 脂肪酸の種類って？

脂質を構成する脂肪酸には、常温で固形になる「飽和脂肪酸」と常温で液体になる「不飽和脂肪酸」があります。飽和脂肪酸は体内で作ることができるもの。不飽和脂肪酸は「一価不飽和脂肪酸」と、必須脂肪酸の「多価不飽和脂肪酸」に分けられます。必須脂肪酸とは、人が体内で合成できないもので、食品で積極的にとりたいものです。

━━ 脂肪酸 ━━

飽和脂肪酸が多いもの
- バター　●牛脂
- ラード　●ショートニング
- ココナッツオイルなど

不飽和脂肪酸が多いもの

一価不飽和脂肪酸

オメガ9（オレイン酸）
- オリーブ油　●米油
- キャノーラ油
- 紅花油など

多価不飽和脂肪酸

オメガ6（リノール酸）
- ごま油　●コーン油
- 大豆油
- くるみ油など

オメガ3（αリノレン酸）
- 亜麻仁油
- えごま油
- 魚の脂など

← 必須脂肪酸 →

マヨネーズ・ドレッシング

塩分を含むので、かけすぎに注意しましょう。
ノンオイルドレッシングは普通のドレッシングよりエネルギーが1/5〜1/3におさえられています。

油脂・砂糖・調味料

マヨネーズ・ドレッシング

ノンオイル和風ドレッシング 大さじ1（15g）

たんぱく質	脂質	炭水化物
0.5g	0g	2.4g

塩分 1.1g

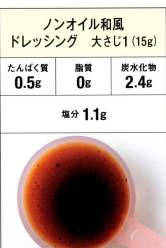

12kcal

中華風ドレッシング 大さじ1（15g）

たんぱく質	脂質	炭水化物
0.4g	3.0g	1.8g

塩分 0.8g

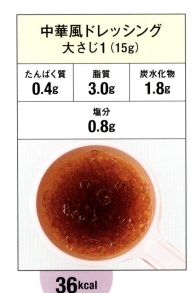

36kcal

マヨネーズタイプ調味料（エネルギー50％カット） 大さじ1（15g）

たんぱく質	脂質	炭水化物
0.4g	4.2g	0.5g

塩分 0.6g

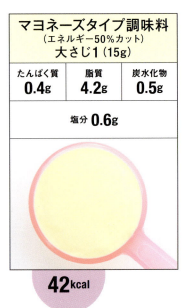

42kcal

エネルギー

30kcal

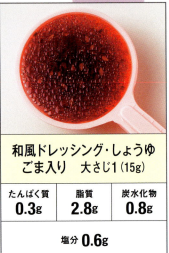

和風ドレッシング・しょうゆ ごま入り 大さじ1（15g）

たんぱく質	脂質	炭水化物
0.3g	2.8g	0.8g

塩分 0.6g

38kcal

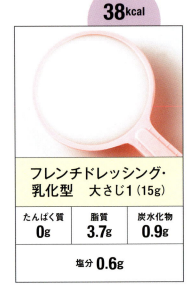

フレンチドレッシング・乳化型 大さじ1（15g）

たんぱく質	脂質	炭水化物
0g	3.7g	0.9g

塩分 0.6g

61kcal

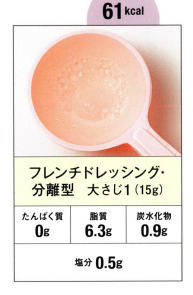

フレンチドレッシング・分離型 大さじ1（15g）

たんぱく質	脂質	炭水化物
0g	6.3g	0.9g

塩分 0.5g

油脂・砂糖・調味料

マヨネーズ・ドレッシング

サウザンドアイランドドレッシング　大さじ1 (15g)

たんぱく質	脂質	炭水化物
0.2g	6.2g	1.4g

塩分 0.5g

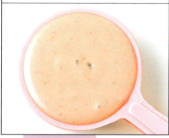

62 kcal

ごまドレッシング　大さじ1 (18g)

たんぱく質	脂質	炭水化物
1.5g	4.7g	3.8g

塩分 0.5g

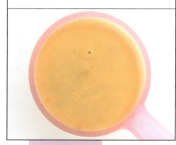

65 kcal

マヨネーズ・全卵型　大さじ1 (12g)

たんぱく質	脂質	炭水化物
0.2g	9.1g	0.4g

塩分 0.2g

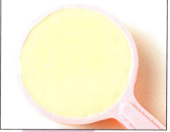

85 kcal

64 kcal

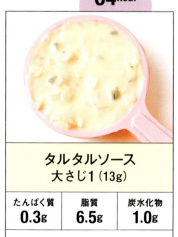

タルタルソース　大さじ1 (13g)

たんぱく質	脂質	炭水化物
0.3g	6.5g	1.0g

塩分 0.3g

82 kcal

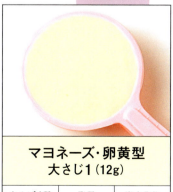

マヨネーズ・卵黄型　大さじ1 (12g)

たんぱく質	脂質	炭水化物
0.3g	9.0g	0.1g

塩分 0.2g

❗ マヨネーズを減らすだけでエネルギーダウン

マヨネーズ（卵黄型）を使用した場合の目安です。

卵サンドイッチ（1個分）

マヨネーズ **15g** では **359 kcal**
→ マヨネーズ **7.5g** に減らすと **307 kcal**

52 kcal ダウン

砂糖・ジャムなど

味つけに使用するものも含めて砂糖の使用量は一日20g（大さじ2¼）相当量が上限。
ジャムのエネルギーは果物の種類や加える砂糖の量により異なります。

黒砂糖　大さじ1（9g）		
たんぱく質	脂質	炭水化物
0.2g	0g	8.1g
糖質 8.1g		

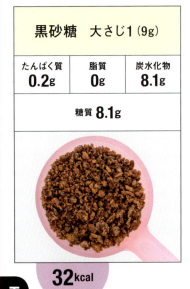

32 kcal

砂糖（上白糖）大さじ1（9g）		
たんぱく質	脂質	炭水化物
0g	0g	8.9g
糖質 8.9g		

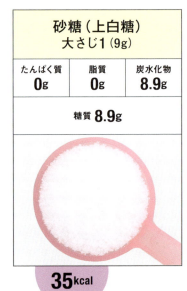

35 kcal

角砂糖　3個12g		
たんぱく質	脂質	炭水化物
0g	0g	12.0g
糖質 12.0g		

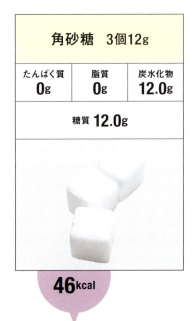

46 kcal

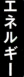
エネルギー

34 kcal

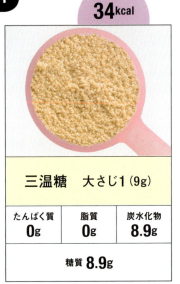

三温糖　大さじ1（9g）		
たんぱく質	脂質	炭水化物
0g	0g	8.9g
糖質 8.9g		

42 kcal

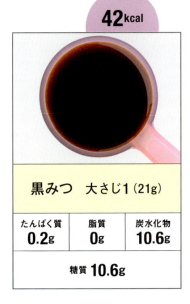

黒みつ　大さじ1（21g）		
たんぱく質	脂質	炭水化物
0.2g	0g	10.6g
糖質 10.6g		

46 kcal

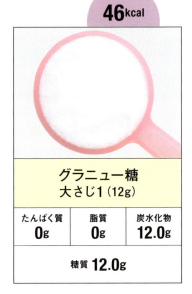

グラニュー糖　大さじ1（12g）		
たんぱく質	脂質	炭水化物
0g	0g	12.0g
糖質 12.0g		

砂糖・ジャムなど

油脂・砂糖・調味料

メープルシロップ 大さじ1（21g）
たんぱく質	脂質	炭水化物
0g	0g	13.9g

糖質 13.9g

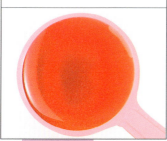

54kcal

いちごジャム 大さじ1（21g）
たんぱく質	脂質	炭水化物
0.1g	0g	13.3g

糖質 13.0g

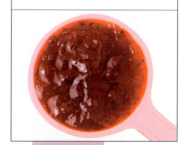

54kcal

ガムシロップ 大さじ1（26g）
たんぱく質	脂質	炭水化物
0g	0g	17.7g

糖質 17.7g

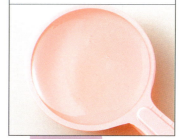

68kcal

54kcal

64kcal

69kcal

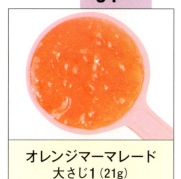

オレンジマーマレード 大さじ1（21g）
たんぱく質	脂質	炭水化物
0g	0g	13.3g

糖質 13.2g

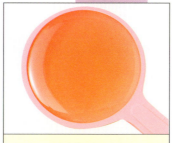

はちみつ 大さじ1（21g）
たんぱく質	脂質	炭水化物
0g	0g	17.2g

糖質 17.2g

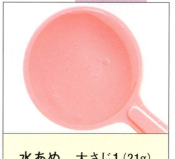

水あめ 大さじ1（21g）
たんぱく質	脂質	炭水化物
0g	0g	17.9g

糖質 17.9g

調味料

料理に使うときはきちんと計量する習慣をつけましょう。
ケチャップやソースは「かける」より定量を計って「つける」ことで、塩分のとりすぎを防げます。

油脂・砂糖・調味料

調味料

濃い口しょうゆ 小さじ1 (6g)		
たんぱく質 0.5g	脂質 0g	炭水化物 0.6g
塩分 0.9g	エネルギー 4kcal	

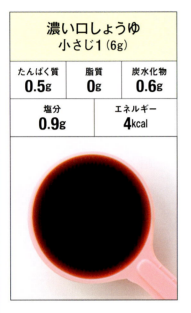

みりん 小さじ1 (6g)		
たんぱく質 0g	脂質 0g	炭水化物 2.6g
塩分 0g	エネルギー 14kcal	

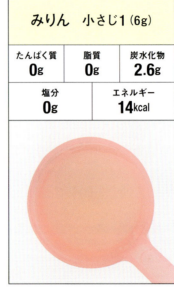

トマトケチャップ 小さじ1 (6g)		
たんぱく質 0.1g	脂質 0g	炭水化物 1.7g
塩分 0.2g	エネルギー 7kcal	

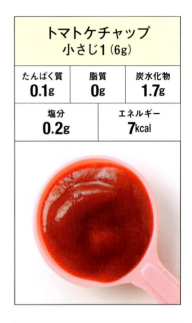

酢（穀物酢） 小さじ1 (5g)		
たんぱく質 0g	脂質 0g	炭水化物 0.1g
塩分 0g	エネルギー 1kcal	

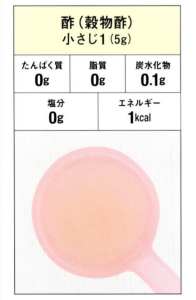

ポン酢しょうゆ 小さじ1 (6g)		
たんぱく質 0.2g	脂質 0g	炭水化物 0.6g
塩分 0.5g	エネルギー 4kcal	

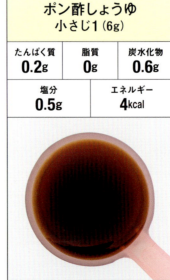

ウスターソース 小さじ1 (6g)		
たんぱく質 0.1g	脂質 0g	炭水化物 1.6g
塩分 0.5g	エネルギー 7kcal	

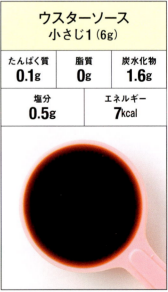

菓子

ダイエット中、エネルギー制限をしているときは、
なるべく控えたいもの。身近なスイーツやスナック菓子などの
エネルギーを紹介しているので、参考にしながら、
楽しむときは200kcal前後におさえることを
心がけてみてください。

人気スイーツのエネルギー選手権

バターやクリームを使う洋菓子は脂質が多く、豆類を使う和菓子は炭水化物が多めです。エネルギーの高さを競ってみました。1位のミルフィーユは、ごはん茶わん2杯弱に相当するエネルギーです。

菓子 — 洋菓子・和菓子

1個食べるとエネルギー

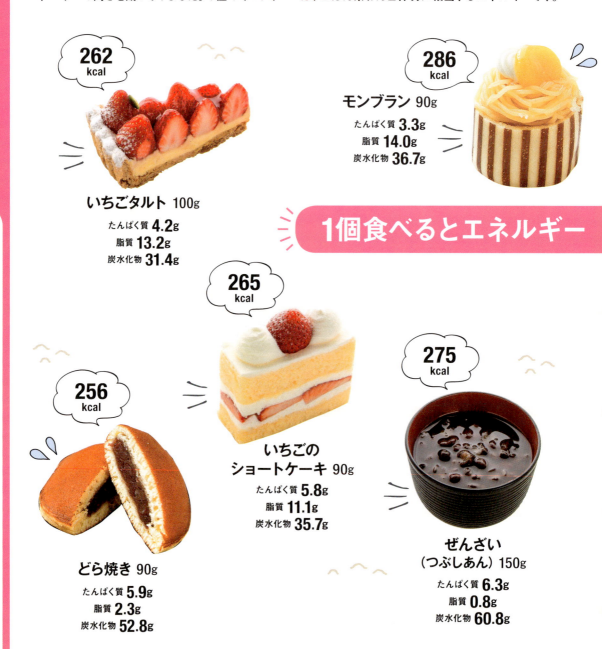

262 kcal — いちごタルト 100g
たんぱく質 4.2g / 脂質 13.2g / 炭水化物 31.4g

286 kcal — モンブラン 90g
たんぱく質 3.3g / 脂質 14.0g / 炭水化物 36.7g

265 kcal — いちごのショートケーキ 90g
たんぱく質 5.8g / 脂質 11.1g / 炭水化物 35.7g

256 kcal — どら焼き 90g
たんぱく質 5.9g / 脂質 2.3g / 炭水化物 52.8g

275 kcal — ぜんざい（つぶしあん）150g
たんぱく質 6.3g / 脂質 0.8g / 炭水化物 60.8g

洋菓子・和菓子 はどれくらい？

322 kcal

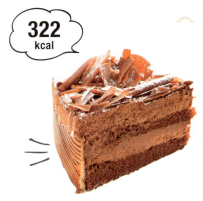

チョコレートケーキ 85g
- たんぱく質 4.1g
- 脂質 22.2g
- 炭水化物 26.3g

1位 458 kcal

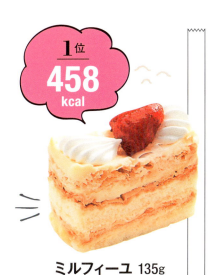

ミルフィーユ 135g
- たんぱく質 6.4g
- 脂質 30.4g
- 炭水化物 39.9g

3位 324 kcal

御膳しるこ 150g
- たんぱく質 7.1g
- 脂質 0.5g
- 炭水化物 73.1g

304 kcal

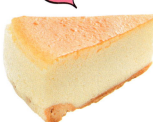

アップルパイ 100g
- たんぱく質 4.0g
- 脂質 17.5g
- 炭水化物 32.7g

2位 334 kcal

ベイクドチーズケーキ 105g
- たんぱく質 8.9g
- 脂質 22.3g
- 炭水化物 24.5g

GOAL

菓子 — 洋菓子・和菓子

焼き菓子

油で揚げているもの、バターが多いもの、クリーム入りのものはエネルギーも高くなります。どうしても食べたいときは1日200kcalを上限に。

ワッフル・カスタードクリーム入り 40g

たんぱく質	脂質	炭水化物
2.9g	3.2g	15.2g

糖質 15.2g

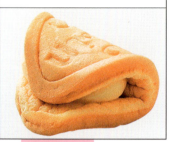

101 kcal

ワッフル・ジャム入り 45g

たんぱく質	脂質	炭水化物
2.2g	1.9g	25.8g

糖質 25.2g

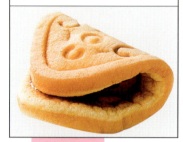

129 kcal

ケーキドーナッツ 45g

たんぱく質	脂質	炭水化物
3.2g	5.3g	27.1g

糖質 26.6g

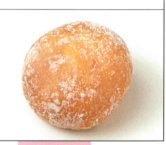

169 kcal

---

111 kcal

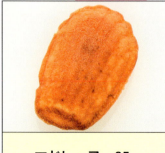

マドレーヌ 25g

たんぱく質	脂質	炭水化物
1.5g	6.4g	12.0g

糖質 11.8g

131 kcal

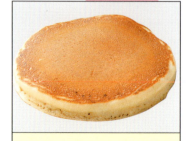

ホットケーキ 50g

たんぱく質	脂質	炭水化物
3.9g	2.7g	22.6g

糖質 22.1g

170 kcal

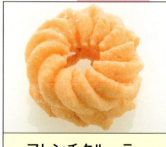

フレンチクルーラー 40g

たんぱく質	脂質	炭水化物
1.4g	11.1g	15.8g

糖質 未測定

菓子

焼き菓子

イーストドーナッツ 45g		
たんぱく質 3.2g	脂質 9.1g	炭水化物 19.8g
糖質 19.1g		

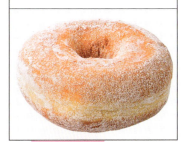

174 kcal

チュロス 50g		
たんぱく質 3.7g	脂質 11.0g	炭水化物 25.3g
糖質 未測定		

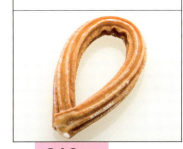

216 kcal

バウムクーヘン 65g		
たんぱく質 4.5g	脂質 19.6g	炭水化物 26.4g
糖質 未測定		

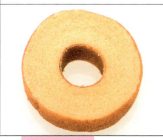

300 kcal

199 kcal

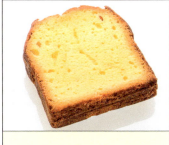

パウンドケーキ 45g		
たんぱく質 2.6g	脂質 11.4g	炭水化物 21.6g
糖質 21.3g		

273 kcal

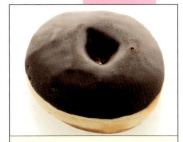

チョコリング 55g		
たんぱく質 4.2g	脂質 17.9g	炭水化物 23.2g
糖質 未測定		

328 kcal

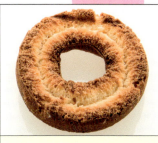

オールドファッション 70g		
たんぱく質 3.3g	脂質 21.9g	炭水化物 28.6g
糖質 未測定		

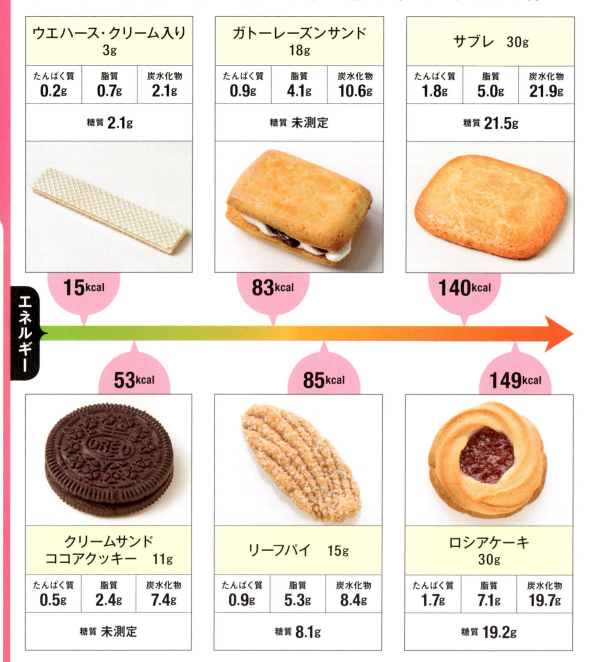

チョコレート菓子

板チョコ1枚は、ほぼごはん茶わん1杯分のエネルギー。
意外にも苦味の強いビターチョコレートのほうが、ミルクチョコレートより高エネルギーです。

チョコレートプレッツェル 10本20g		
たんぱく質	脂質	炭水化物
1.9g	4.4g	13.4g
糖質 未測定		

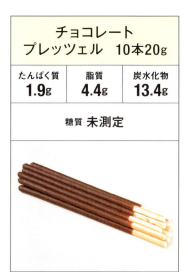

101 kcal

ホワイトチョコレート 45g		
たんぱく質	脂質	炭水化物
3.2g	17.8g	22.9g
糖質 22.6g		

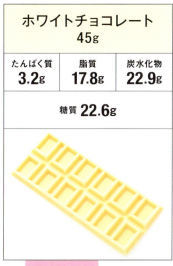

265 kcal

ビターチョコレート 50g		
たんぱく質	脂質	炭水化物
3.4g	18.3g	27.4g
糖質 24.8g		

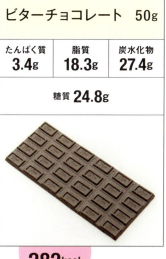

282 kcal

エネルギー →

162 kcal

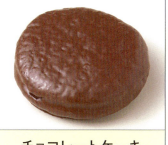

チョコレートケーキ 35g		
たんぱく質	脂質	炭水化物
1.9g	9.7g	16.6g
糖質 未測定		

279 kcal

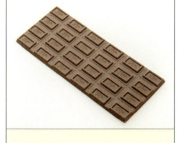

ミルクチョコレート 50g		
たんぱく質	脂質	炭水化物
3.5g	17.1g	27.9g
糖質 25.9g		

? ハイカカオチョコは体にいい？

カカオ70％以上の「ハイカカオチョコレート」が注目されています。チョコレートの主原料はカカオ豆から生成される「カカオマス」ですが、これにポリフェノールや食物繊維が含まれ、健康効果が期待できるのです。ただしカカオマスは脂質も高く、含有量が多いほど高エネルギーになります。食べるなら一日5〜10gまでにしましょう。

菓子 / チョコレート菓子

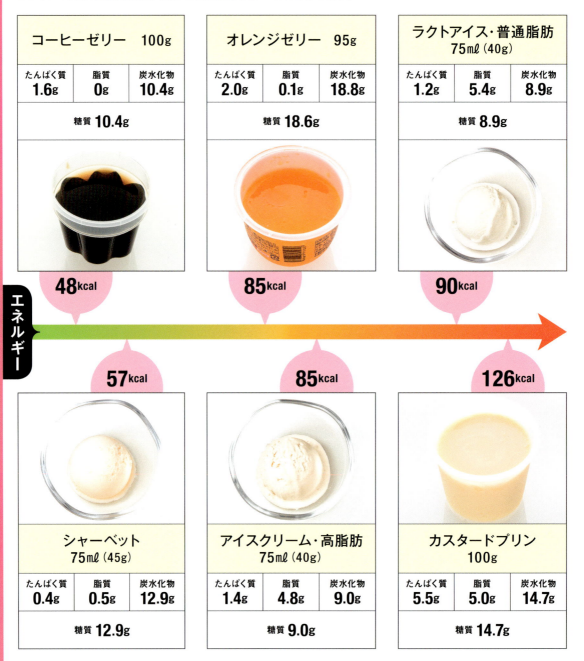

スナック菓子

エネルギーも塩分も高いスナック菓子を食べるなら一日20gくらいまでにしましょう。
袋からそのまま食べず、食べる量だけ器に出して食べるのがおすすめです。

ポテトスナック 10本10g		
たんぱく質 0.8g	脂質 1.9g	炭水化物 6.8g
糖質 未測定		塩分 0.1g

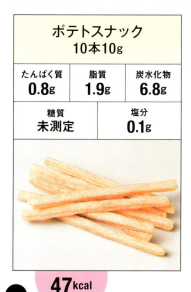

47 kcal

小麦粉あられ 20g		
たんぱく質 1.5g	脂質 3.9g	炭水化物 13.8g
糖質 13.3g		塩分 0.4g

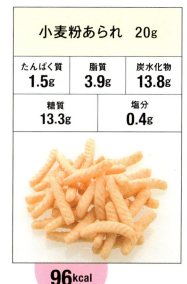

96 kcal

ポップコーン 20g		
たんぱく質 2.0g	脂質 4.6g	炭水化物 11.9g
糖質 10.0g		塩分 0.3g

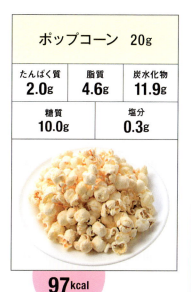

97 kcal

エネルギー →

72 kcal

97 kcal

111 kcal

プレッツェル 10本15g

たんぱく質 1.5g	脂質 2.8g	炭水化物 10.2g
糖質 9.8g		塩分 0.3g

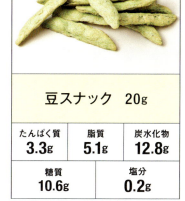

豆スナック 20g

たんぱく質 3.3g	脂質 5.1g	炭水化物 12.8g
糖質 10.6g		塩分 0.2g

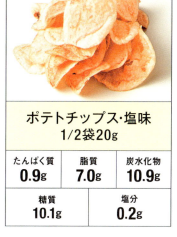

ポテトチップス・塩味 1/2袋20g

たんぱく質 0.9g	脂質 7.0g	炭水化物 10.9g
糖質 10.1g		塩分 0.2g

菓子 / スナック菓子

せんべいなど

米や小麦粉が原料なので糖質中心。揚げたり、砂糖がついているものはさらに高エネルギーになるので油断禁物です。

サラダせんべい 5枚 9g

たんぱく質	脂質	炭水化物
0.6g	0.7g	7.4g
塩分	糖質	
0.2g	未測定	

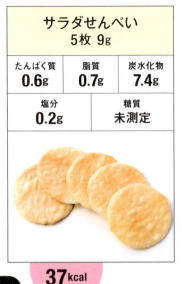

37 kcal

歌舞伎揚げ 1枚 12g

たんぱく質	脂質	炭水化物
0.5g	3.5g	7.2g
塩分	糖質	
0.2g	未測定	

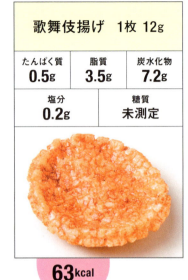

63 kcal

柿の種・ピーナッツ入り 30g

たんぱく質	脂質	炭水化物
4.0g	5.2g	19.5g
塩分	糖質	
0.4g	未測定	

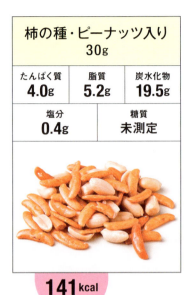

141 kcal

エネルギー →

56 kcal

揚げせんべい 2個 12g

たんぱく質	脂質	炭水化物
0.7g	2.1g	8.5g
塩分	糖質	
0.1g	8.4g	

93 kcal

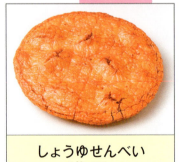

しょうゆせんべい 1枚 25g

たんぱく質	脂質	炭水化物
2.0g	0.3g	20.8g
塩分	糖質	
0.5g	20.6g	

185 kcal

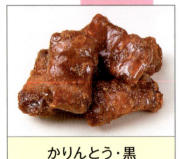

かりんとう・黒 5個 42g

たんぱく質	脂質	炭水化物
3.2g	4.9g	32.0g
塩分	糖質	
0g	31.5g	

飲み物・おつまみ

ヘルシーな印象の果汁ジュースも、清涼飲料水と同様に
砂糖が多く含まれているので、飲むなら
一日コップ1杯まで、を心がけましょう。
アルコールも適量を守って飲むようにしましょう。
お酒を飲むときは、バランスよくおつまみを選んで
エネルギーの調整をすることもたいせつです。

コーヒー・紅茶・ココア

コーヒー、紅茶そのもののエネルギーはごくわずか。
砂糖、クリーム、牛乳などを加えることでアップします。

飲み物・おつまみ

コーヒー・紅茶・ココア

コーヒー・無糖 150㎖		
たんぱく質 0.3g	脂質 0g	炭水化物 1.1g
エネルギー 6kcal		糖質 1.1g

コーヒー・クリーム入り 150㎖+コーヒーホワイトナー5㎖		
たんぱく質 0.6g	脂質 0.9g	炭水化物 1.3g
エネルギー 17kcal		糖質 1.3g

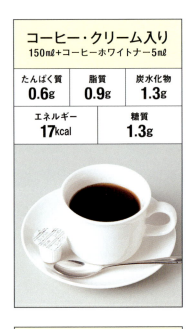

コーヒー・砂糖入り 150㎖+グラニュー糖4g		
たんぱく質 0.3g	脂質 0g	炭水化物 5.1g
エネルギー 21kcal		糖質 5.1g

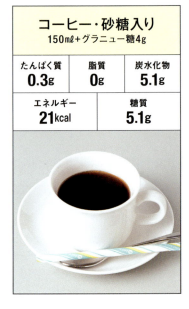

紅茶・無糖 150㎖		
たんぱく質 0.2g	脂質 0g	炭水化物 0.2g
エネルギー 2kcal		糖質 0.2g

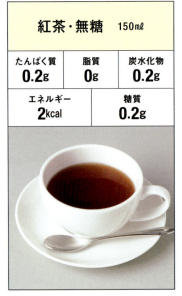

紅茶・ミルク入り 150㎖+コーヒーホワイトナー5㎖		
たんぱく質 0.4g	脂質 0.9g	炭水化物 0.4g
エネルギー 12kcal		糖質 0.4g

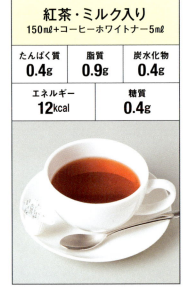

紅茶・砂糖入り 150㎖+グラニュー糖4g		
たんぱく質 0.2g	脂質 0g	炭水化物 4.2g
エネルギー 17kcal		糖質 4.2g

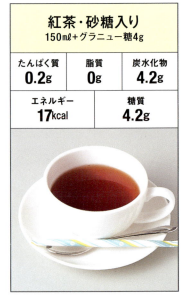

コーヒー・砂糖・クリーム入り
150㎖+グラニュー糖4g+
コーヒーホワイトナー5㎖

たんぱく質	脂質	炭水化物
0.6g	0.9g	5.3g
エネルギー		糖質
32kcal		5.3g

カフェオレ
コーヒー100㎖+
牛乳50㎖+グラニュー糖4g

たんぱく質	脂質	炭水化物
1.9g	2.0g	7.2g
エネルギー		糖質
54kcal		7.2g

ココア
ピュアココア4g+
牛乳150㎖+グラニュー糖4g

たんぱく質	脂質	炭水化物
5.8g	6.7g	13.1g
エネルギー		糖質
130kcal		12.1g

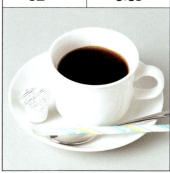
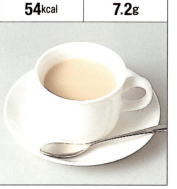
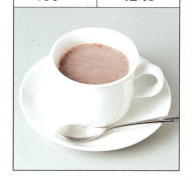

紅茶・砂糖・ミルク入り
150㎖+グラニュー糖4g+
コーヒーホワイトナー5㎖

たんぱく質	脂質	炭水化物
0.4g	0.9g	4.4g
エネルギー		糖質
28kcal		4.4g

ロイヤルミルクティー
紅茶50㎖+牛乳100㎖+
グラニュー糖4g

たんぱく質	脂質	炭水化物
3.5g	3.9g	9.0g
エネルギー		糖質
85kcal		9.0g

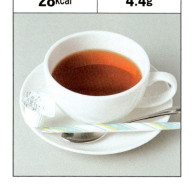
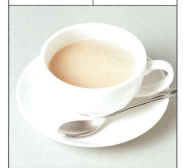

? 缶コーヒー（乳成分入り加糖）のエネルギー量は？

缶コーヒー1本190g

72kcal

→ 角砂糖約**5**個分

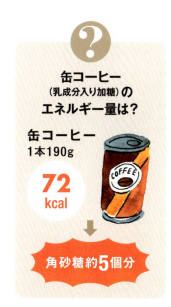

飲み物・おつまみ

コーヒー・紅茶・ココア

果汁飲料・清涼飲料水など

甘い清涼飲料水には重量の10%前後の糖質が含まれています。
果汁飲料もぶどう糖、果糖、ショ糖などを含み、いずれも一日コップ1杯が上限。

飲み物・おつまみ

果汁飲料・清涼飲料水など

トマトジュース（食塩添加） 200㎖

たんぱく質	脂質	炭水化物
1.5g	0.2g	8.4g

糖質	塩分
6.9g	0.6g

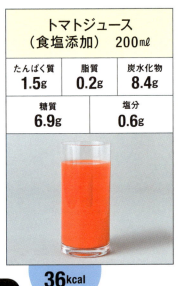

36 kcal

にんじんジュース 200㎖

たんぱく質	脂質	炭水化物
1.3g	0.2g	14.1g

糖質	塩分
13.7g	0g

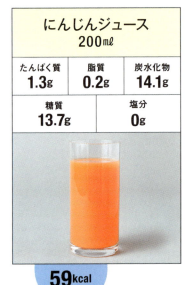

59 kcal

グレープフルーツ濃縮還元ジュース 200㎖

たんぱく質	脂質	炭水化物
1.5g	0.2g	18.5g

糖質	塩分
18.1g	0g

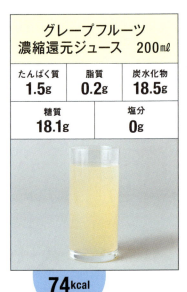

74 kcal

エネルギー

42 kcal

72 kcal

86 kcal

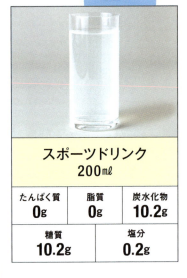

スポーツドリンク 200㎖

たんぱく質	脂質	炭水化物
0g	0g	10.2g

糖質	塩分
10.2g	0.2g

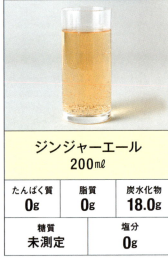

ジンジャーエール 200㎖

たんぱく質	脂質	炭水化物
0g	0g	18.0g

糖質	塩分
未測定	0g

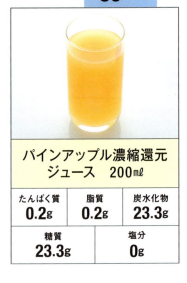

パインアップル濃縮還元ジュース 200㎖

たんぱく質	脂質	炭水化物
0.2g	0.2g	23.3g

糖質	塩分
23.3g	0g

飲み物・おつまみ

果汁飲料・清涼飲料水など

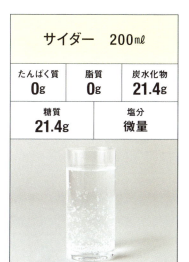

サイダー 200㎖		
たんぱく質 0g	脂質 0g	炭水化物 21.4g
糖質 21.4g		塩分 微量

86kcal

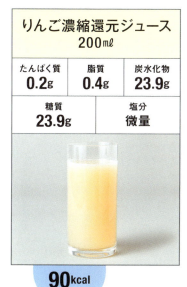

りんご濃縮還元ジュース 200㎖		
たんぱく質 0.2g	脂質 0.4g	炭水化物 23.9g
糖質 23.9g		塩分 微量

90kcal

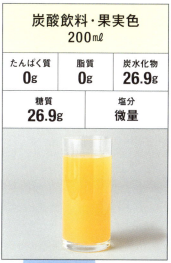

炭酸飲料・果実色 200㎖		
たんぱく質 0g	脂質 0g	炭水化物 26.9g
糖質 26.9g		塩分 微量

107kcal

88kcal

99kcal

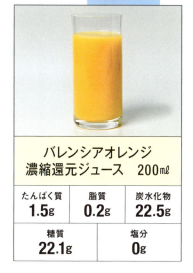

バレンシアオレンジ 濃縮還元ジュース 200㎖		
たんぱく質 1.5g	脂質 0.2g	炭水化物 22.5g
糖質 22.1g		塩分 0g

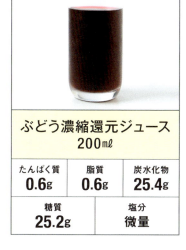

ぶどう濃縮還元ジュース 200㎖		
たんぱく質 0.6g	脂質 0.6g	炭水化物 25.4g
糖質 25.2g		塩分 微量

? 「飲む点滴」といわれる甘酒のエネルギー量は？

甘酒 120㎖

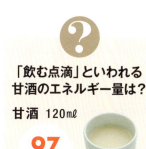

97kcal

たんぱく質	2.0g
脂質	0.1g
炭水化物	22.0g
食物繊維	0.5g
糖質	21.5g
塩分	0g

アルコール

アルコールの一日の適量は純アルコール20gです。ビールなら500㎖、日本酒は1合、ワインはグラス2杯弱、ウイスキーはシングルで2杯ほど。200kcalを上限にしましょう。

紹興酒　30㎖		
たんぱく質	脂質	炭水化物
0.5g	0g	1.5g
糖質　1.5g		

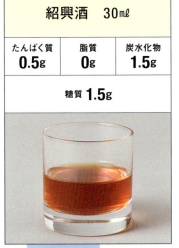

38kcal

ブランデー　30㎖		
たんぱく質	脂質	炭水化物
0g	0g	0g
糖質　0g		

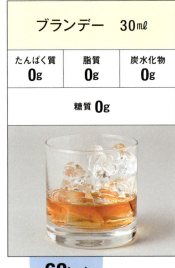

68kcal

白ワイン・グラス 100㎖		
たんぱく質	脂質	炭水化物
0.1g	0g	2.0g
糖質　2.0g		

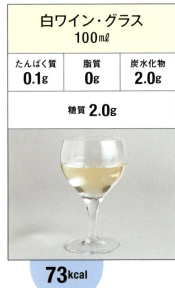

73kcal

68kcal

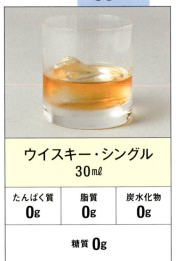

ウイスキー・シングル 30㎖		
たんぱく質	脂質	炭水化物
0g	0g	0g
糖質　0g		

68kcal

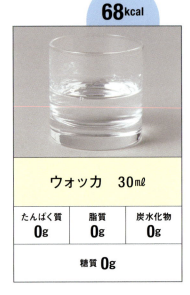

ウォッカ　30㎖		
たんぱく質	脂質	炭水化物
0g	0g	0g
糖質　0g		

73kcal

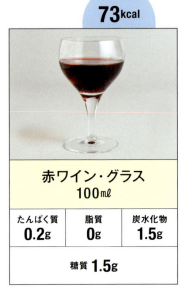

赤ワイン・グラス 100㎖		
たんぱく質	脂質	炭水化物
0.2g	0g	1.5g
糖質　1.5g		

飲み物・おつまみ / アルコール

ジン　30㎖		
たんぱく質 0g	脂質 0g	炭水化物 0g
糖質 0g		

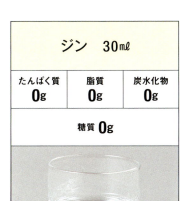

80kcal

発泡酒・グラス 200㎖		
たんぱく質 0.2g	脂質 0g	炭水化物 7.3g
糖質 7.3g		

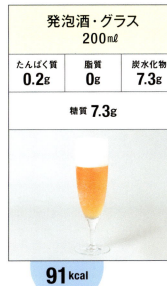

91kcal

焼酎・お湯割梅干し入り 200㎖		
たんぱく質 0.1g	脂質 0.1g	炭水化物 0.9g
糖質 0.5g		

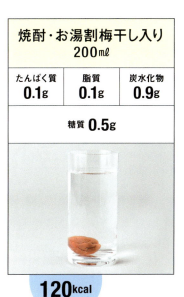

120kcal

81kcal

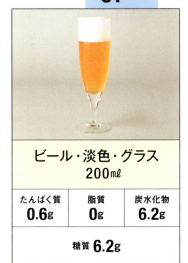

ビール・淡色・グラス 200㎖		
たんぱく質 0.6g	脂質 0g	炭水化物 6.2g
糖質 6.2g		

93kcal

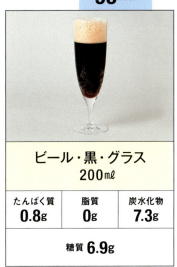

ビール・黒・グラス 200㎖		
たんぱく質 0.8g	脂質 0g	炭水化物 7.3g
糖質 6.9g		

185kcal

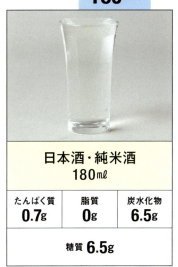

日本酒・純米酒 180㎖		
たんぱく質 0.7g	脂質 0g	炭水化物 6.5g
糖質 6.5g		

おつまみのエネルギーと塩分

コンビニなどでも売られている定番のおつまみ。塩分が多いものは特にお酒も進みやすくなります。15〜20gを目安に食べすぎに気をつけましょう。

飲み物・おつまみ

アルコールのおつまみ

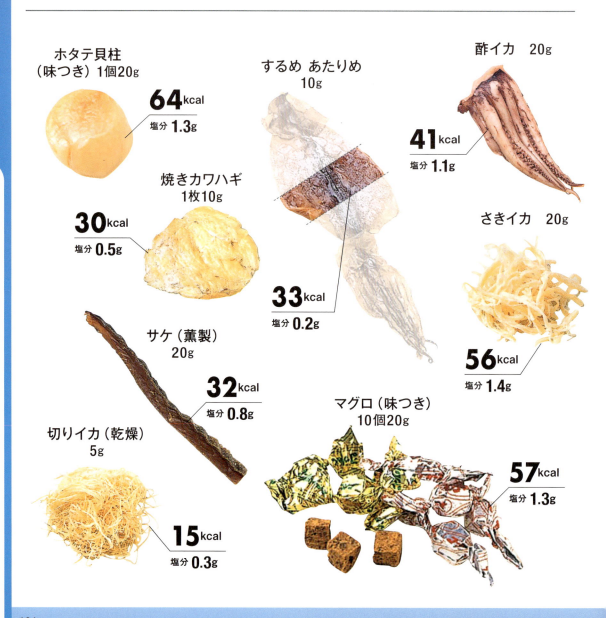

ホテタ貝柱（味つき）1個20g
64 kcal
塩分 **1.3**g

焼きカワハギ 1枚10g
30 kcal
塩分 **0.5**g

するめ あたりめ 10g
33 kcal
塩分 **0.2**g

サケ（薫製）20g
32 kcal
塩分 **0.8**g

切りイカ（乾燥）5g
15 kcal
塩分 **0.3**g

酢イカ 20g
41 kcal
塩分 **1.1**g

さきイカ 20g
56 kcal
塩分 **1.4**g

マグロ（味つき）10個20g
57 kcal
塩分 **1.3**g

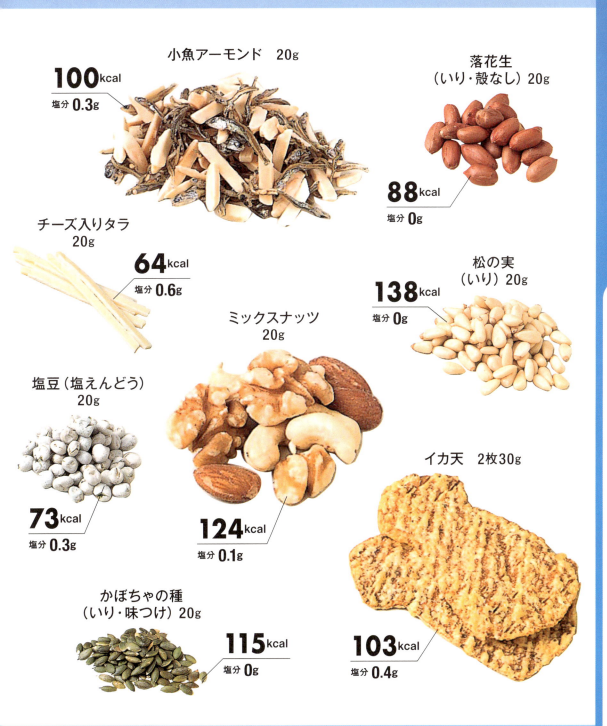

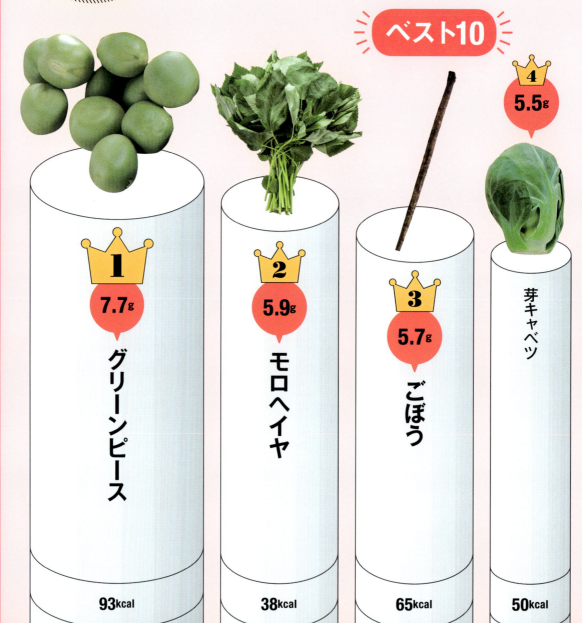

野菜にはカロテンをはじめ、さまざまなビタミンが豊富に含まれています。
そして忘れてならないのが食物繊維。100g中の食物繊維量を比べてみました。
モロヘイヤ、オクラのネバネバ成分も水溶性食物繊維です。

栄養素量ランキング

食物繊維ランキング

食物繊維の働き
水溶性食物繊維は水にとける性質を持ち、腸の中でゲル状になり、腸内細菌がそれをエサにして乳酸発酵を進めます。不溶性食物繊維は水にとけず、腸内細菌に分解されることもなく、水分をスポンジのように吸収して、腸の中の不要なものをからめとりながら便のカサを増やして、排出を促します。脂質や糖質を排出するので、ダイエットはもちろん、生活習慣病の予防や改善にも役立ちます。

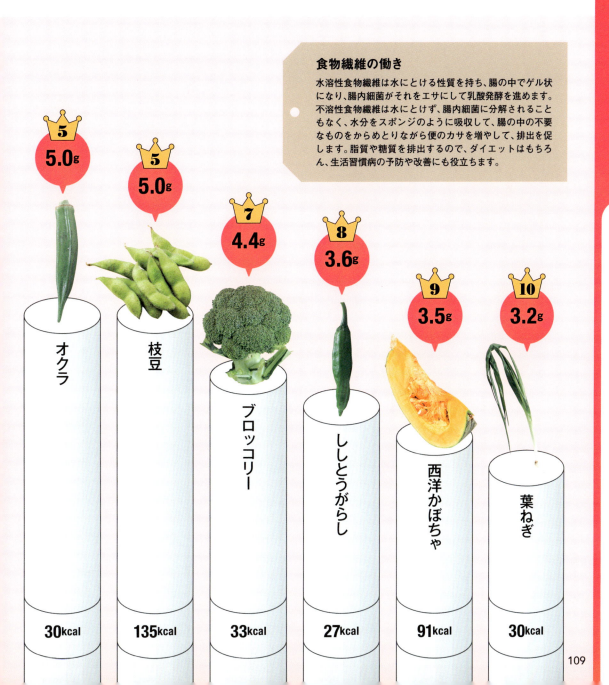

順位	5	5	7	8	9	10
量	5.0g	5.0g	4.4g	3.6g	3.5g	3.2g
野菜	オクラ	枝豆	ブロッコリー	ししとうがらし	西洋かぼちゃ	葉ねぎ
カロリー	30kcal	135kcal	33kcal	27kcal	91kcal	30kcal

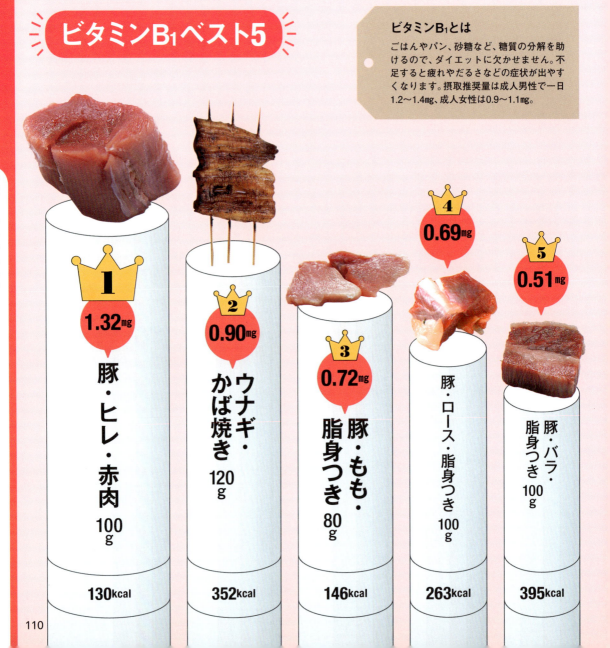

ビタミンB₂ベスト5

ビタミンB₂とは
細胞の再生や脂質、糖質の代謝を促します。健康な皮膚や髪、つめを保つのにもたいせつな成分。干ししいたけにも100g中1.4mgのビタミンB₂が含まれています。摂取推奨量は成人男性で一日1.3～1.6mg、成人女性は1.1～1.2mg。

- 1位 豚・レバー 100g　3.60mg　128kcal
- 2位 牛・レバー 100g　3.00mg　132kcal
- 3位 鶏・レバー 50g　0.90mg　56kcal
- 4位 ウナギ・かば焼き 120g　0.89mg　352kcal
- 5位 マガレイ 120g　0.42mg　114kcal

栄養素量ランキング ビタミンランキング

ビタミンランキング (1回に食べる量で比較)

栄養素量ランキング

ビタミンランキング

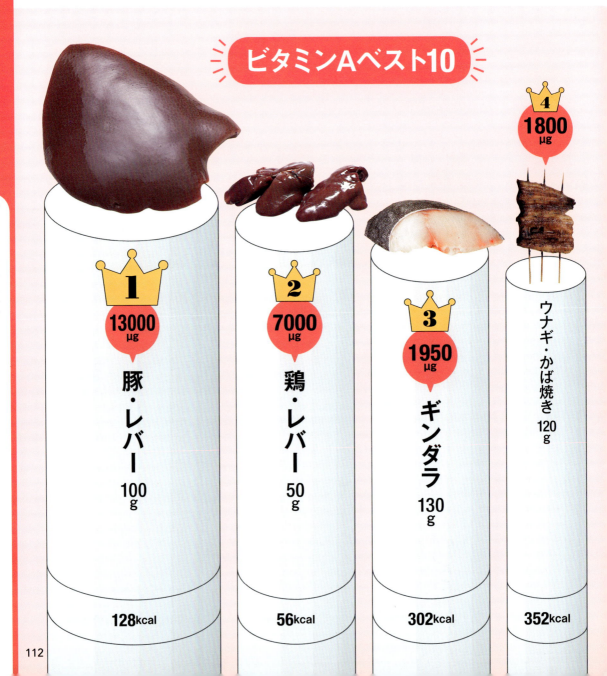

ビタミンAベスト10

1位 13000μg 豚・レバー 100g 128kcal
2位 7000μg 鶏・レバー 50g 56kcal
3位 1950μg ギンダラ 130g 302kcal
4位 1800μg ウナギ・かば焼き 120g 352kcal

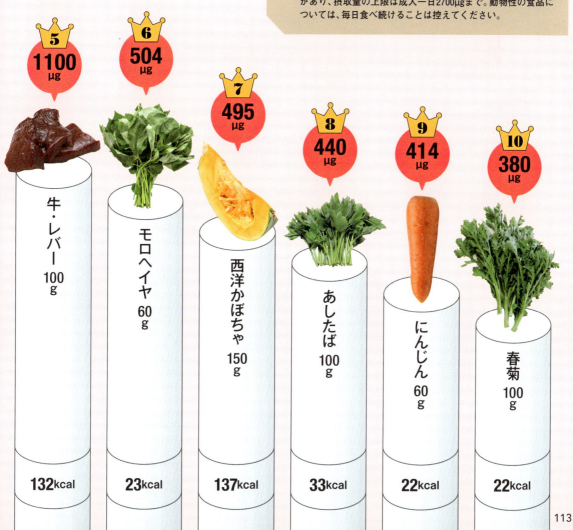

ビタミンランキング (1回に食べる量で比較)

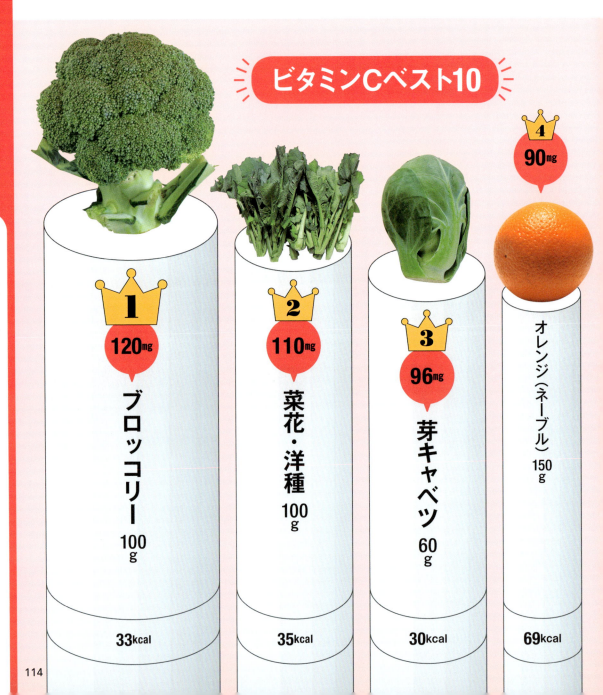

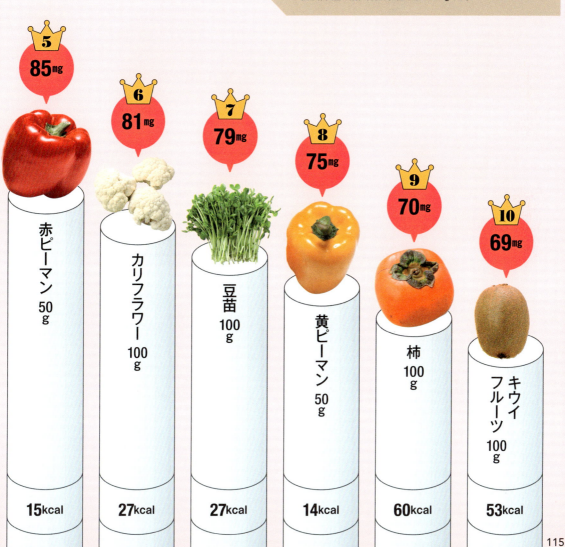

ビタミンランキング （1回に食べる量で比較）

栄養素量ランキング ビタミンランキング

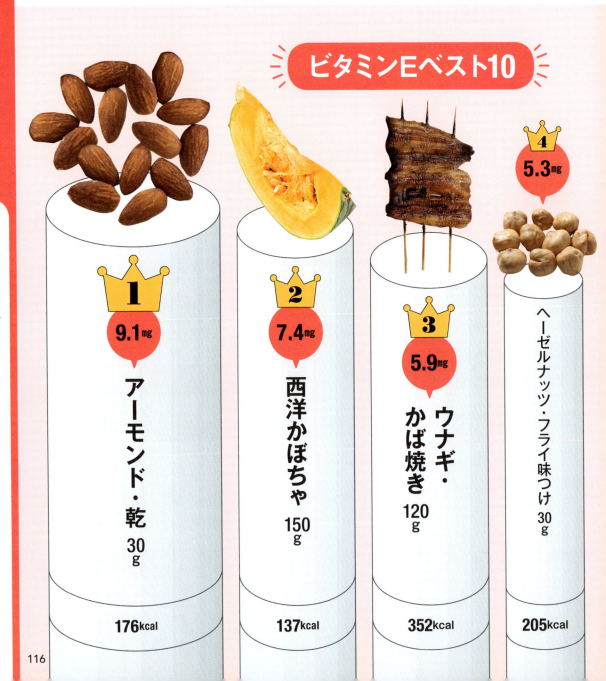

ビタミンEベスト10

1. アーモンド・乾 30g — 9.1mg — 176kcal
2. 西洋かぼちゃ 150g — 7.4mg — 137kcal
3. ウナギ・かば焼き 120g — 5.9mg — 352kcal
4. ヘーゼルナッツ・フライ味つけ 30g — 5.3mg — 205kcal

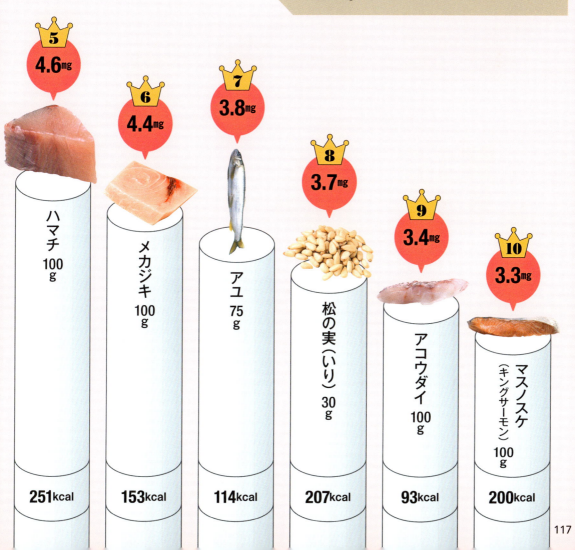

鉄ランキング （1回に食べる量で比較）

コラーゲンの産生にかかわり、健康な肌やつめのためにも欠かせない栄養素。動物性食品に含まれる「ヘム鉄」と、植物性食品に含まれる「非ヘム鉄」があります。成人男性は1日7〜7.5mg、成人女性は6〜6.5mgが摂取推奨量。

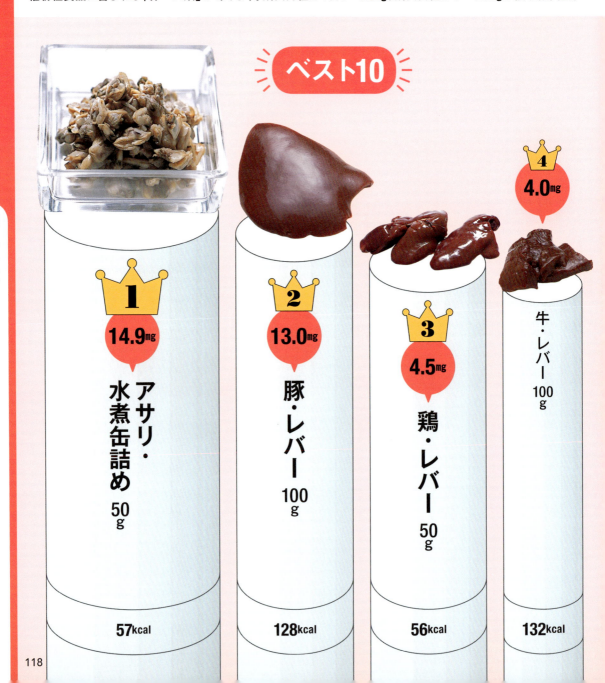

ベスト10

1位 14.9mg アサリ・水煮缶詰め 50g 57kcal
2位 13.0mg 豚・レバー 100g 128kcal
3位 4.5mg 鶏・レバー 50g 56kcal
4位 4.0mg 牛・レバー 100g 132kcal

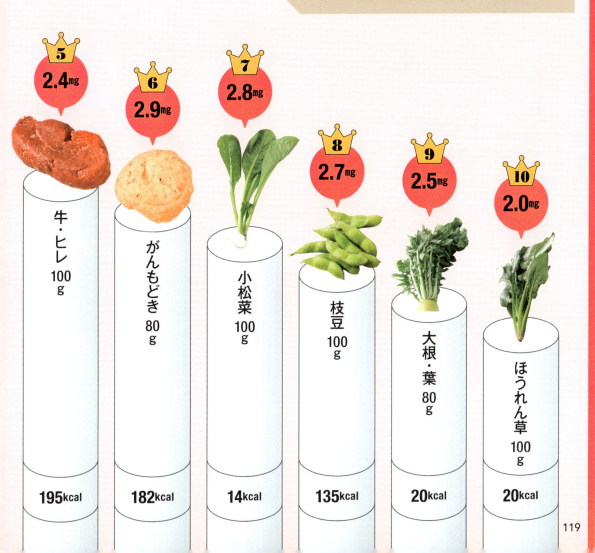

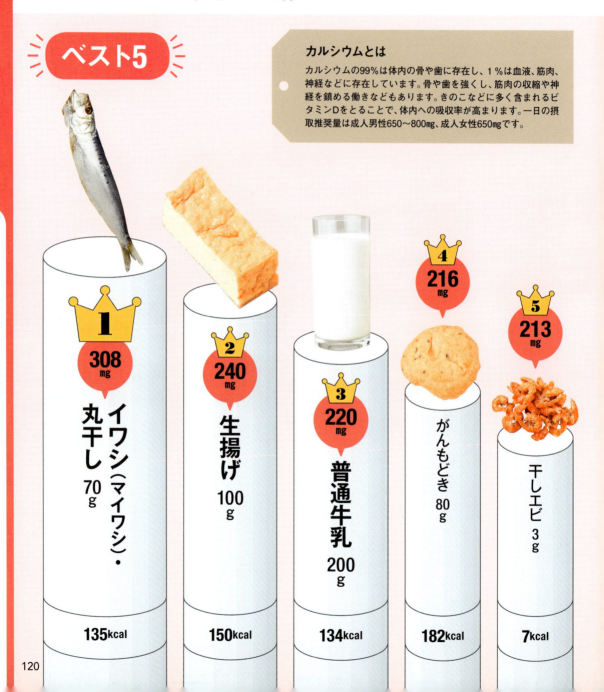

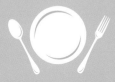

外食

ランチや居酒屋など、外食の定番メニューの栄養データをご紹介します。
外食のランチは選択肢が限られることが多いので、
生活習慣病を予防したい人や、ダイエットを必要としている人は、
その日の夜の食事で調整する方法を参考にしてください。
居酒屋ではたんぱく質や野菜のおかずを
まんべんなく選ぶようにしましょう。

昼にこれを食べた場合の夜の調整の仕方

学校や職場で毎日食べるランチは、選択肢が限られるケースが多いもの。
栄養の過不足があれば、夜の献立でカバーするようにしましょう。

外食

昼にこれを食べた場合の夜の調整の仕方

昼 塩ザケ弁当

塩ザケのほかに、卵焼き、鶏肉のマヨネーズ焼き、かまぼこなどのたんぱく質のおかずが入っています。ただ、コンビニなどの市販の弁当はごはんが180〜250g（302〜420kcal）と多く、ごはん茶わんに1.3〜1.7杯分とエネルギー過多。葉物野菜も不足しがちです。

炭水化物	脂質
103.6g	16.3g
たんぱく質	塩分
30.6g	3.9g

695 kcal

夜の献立のポイント

塩分以外は、エネルギー、食物繊維やたんぱく質、脂質ともに栄養バランスはとれています。夜の食事は、肉や豆腐などを使った主菜と、サラダなどを組み合わせるとよいでしょう。低塩でもおいしい酢の物など、酸味のあるおかずで、味に変化をつけるのもおすすめです。塩分を控えたい場合は、みそ汁などの汁物を控えて調整を。1杯（150mL）で1.5g程度の塩分が含まれているので気をつけましょう。

昼 天ぷらそば

エネルギーの約半分（224kcal）は麺。具のないかけそばより、エビでたんぱく質が摂取できますが、衣と油がほとんどで、衣の厚さによりエネルギーも上がります。塩分を控えるために、できればつゆは残したいところ。

491 kcal

炭水化物	脂質
66.9g	11.3g
たんぱく質	塩分
29.0g	4.4g

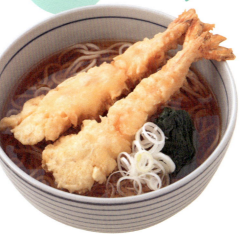

夜の献立のポイント

揚げ物が入っているとはいえ、エネルギーは意外に高くありません。ただビタミン、ミネラル、食物繊維が不足ぎみなので、この日の夜は、野菜不足を補うこと、塩分を控えた食事にしてみましょう。主食のごはん類、主菜は肉、魚、豆腐類のどれかにし、そして野菜を使った副菜をそろえた献立を考えます。野菜いためやお浸し、野菜を無理なく食べられる温野菜サラダなど、昼に食べられなかった一品をプラスしてはいかがでしょう。

昼 カルボナーラ

ゆでスパゲティ250g、ベーコン30g、ソース80gの栄養データです。ソースに卵、生クリーム、チーズを使うため、たんぱく質、脂質ともに多めです。この1品だけでは野菜がとれないので、できればサラダをつけたいところ。

791 kcal

炭水化物	脂質
82.7g	36.8g
たんぱく質	塩分
26.2g	5.3g

夜の献立のポイント

たっぷりのベーコンと卵、生クリームを使ったカルボナーラを昼に食べたら、夕食では摂取できなかった野菜をたくさん食べましょう。スティック野菜や海藻サラダ、トマトの丸かじりでもOKです。そして主菜には、焼き魚や煮魚などコレステロール含有量の少ない食材を使うのがおすすめです。主食は、雑穀米など食物繊維の含まれたごはんにすれば、腹持ちがよく、食後に余分なものを食べずにすみます。

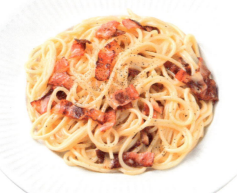

外食　昼にこれを食べた場合の夜の調整の仕方

昼にこれを食べた場合の夜の調整の仕方

外食 / 昼にこれを食べた場合の夜の調整の仕方

昼 サンドイッチとミネストローネ

749 kcal

卵サンドイッチ352kcal、野菜サンドイッチ242kcal、ミネストローネ155kcal。たんぱく質の卵と野菜の組み合わせはバランスがよく、見た目も軽めなランチですが、トータルすると意外にエネルギーがかさみます。

炭水化物 **72.6g**　脂質 **39.8g**
たんぱく質 **24.4g**　塩分 **4.7g**

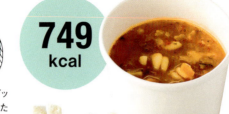

夜の献立のポイント

軽いランチに見えて、エネルギーと塩分摂取量が多い組み合わせです。夕食には、油を使わない魚料理、煮魚や焼き魚などを主菜に。食べごたえがあり食物繊維がとれる大根、れんこん、ごぼう、にんじなどを組み合わせた副菜がおすすめです。低エネルギーかつ咀嚼回数の増える根菜類で満足感を出しましょう。ビタミンCやカルシウムも不足しているので、シラスなどの小魚を小松菜やゆでキャベツとレモン汁で合わせた副菜もおすすめです。

昼 ハンバーグセット

731 kcal

バターや油を和食よりも多く使っているので高エネルギー。ハンバーグは店によって違いはありますが、約250g（約600kcal）あり、ソースやトッピングによっても変わります。ごはんは150g（252kcal）。つけ合わせによっても総エネルギー量が変わります。

炭水化物 **95.2g**　脂質 **26.8g**
たんぱく質 **24.9g**　塩分 **4.4g**

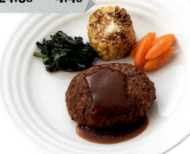
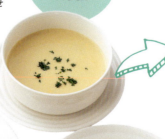

夜の献立のポイント

ハンバーグに使うひき肉には脂が多く含まれています。また、つけ合わせの彩りに惑わされがちですが、野菜も充分ではありません。エネルギーはしっかりとれるので、夕食はエネルギー控えめの献立を考えましょう。主菜は、刺し身やカツオのたたきなど、さっぱりと食べられるもの、副菜には野菜いためやお浸しを。主食は、お好みのごはんや麺類などでいいでしょう。

昼 カツ丼セット

丼のごはんは250〜300g（420〜504kcal）あります。主食＋一汁二菜がそろうものの、豚カツが総エネルギーの約40％を占め、トータルで非常に高エネルギーになります。みそ汁と漬物で塩分が高くなるのも気になるところ。

炭水化物 **141.5g**　脂質 **41.7g**
たんぱく質 **41.0g**　塩分 **5.6g**

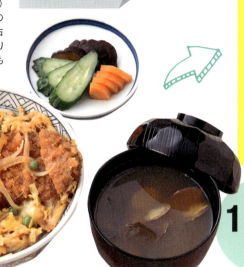

1133 kcal

夜の献立のポイント

ボリュームの多いカツ丼セットを食べた日は、夕食は不足している緑黄色野菜をとりましょう。ゆでブロッコリーやアスパラガス、青菜のおひたし、サラダなどを食卓に。また甘酢を使った山芋などの酢の物と、納豆ごはんでエネルギー控えめを心がけてみてください。

昼 カレーライス

ごはんは250g（420kal）で茶わん1杯半ほど。牛肉は60g（126kcal）。カレー単品では野菜不足なので、サラダなど、野菜の副菜を添えたいところ。ごはんも残したほうがエネルギーを抑えられますが、夜の献立で調整をしてもいいでしょう。

炭水化物 **122.0g**　脂質 **23.2g**
たんぱく質 **20.2g**　塩分 **3.8g**

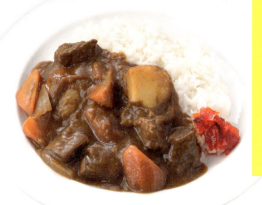

797 kcal

夜の献立のポイント

カレーに含まれる多種のスパイスには、胃の調子を整える働きがあるといわれています。ただ外食の場合、バターなどでいためているとコレステロールが気になるところ。食べすぎには気をつけましょう。夜は、生野菜や温野菜サラダ、もやしいためなどの野菜料理をとり入れて。主菜には魚料理や豆腐、豆などのあっさりした料理を選んではいかがでしょうか。

外食　昼にこれを食べた場合の夜の調整の仕方

居酒屋メニュー①

居酒屋で定番のおつまみ。1食分と考えて、たんぱく質メニューや野菜をバランスよくとり入れ、400～500kcalになるように組み合わせるのが理想です。

外食

居酒屋メニュー①

きのこのホイル焼き 70g	ほうれん草のお浸し 80g	大根サラダ 80g
塩分 1.2g	塩分 0.9g	塩分 1.4g

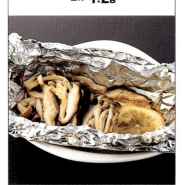 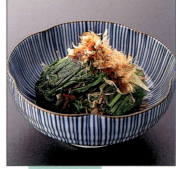 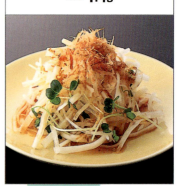

13kcal　　27kcal　　35kcal

エネルギー

16kcal　　32kcal　　41kcal

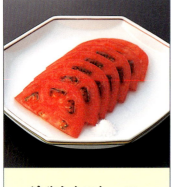 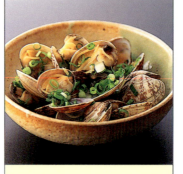 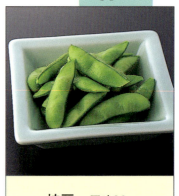

冷やしトマト 85g	アサリの酒蒸し 正味45g	枝豆 正味30g
塩分 0.5g	塩分 1.0g	塩分 0.5g

外食 / 居酒屋メニュー①

板わさ 50g	バターコーン 70g	ポテトフライ 90g
塩分 **1.3g**	塩分 **0.9g**	塩分 **0.5g**

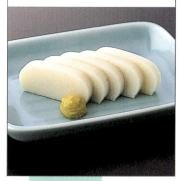 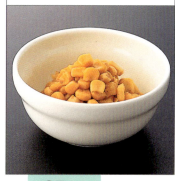 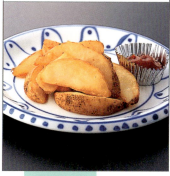

49kcal　　**95**kcal　　**103**kcal

63kcal　　**98**kcal　　**156**kcal

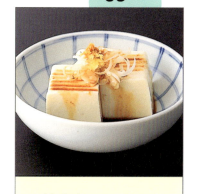 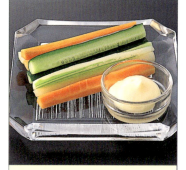 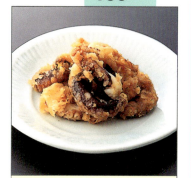

冷ややっこ 100g	スティック野菜（マヨネーズつき）80g	イカのげそ揚げ 90g
塩分 **0.9g**	塩分 **0.3g**	塩分 **0.9g**

居酒屋メニュー②

揚げ物、ごはんもの、麺類は高エネルギー。
1人で1皿食べきらずに、野菜メニューなどと組み合わせるようにしましょう。

エネルギー

ポテトサラダ　125g
塩分 **0.7**g
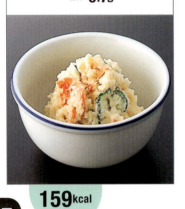
159 kcal

チーズ盛り合わせ　60g
塩分 **1.6**g
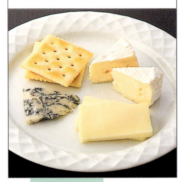
208 kcal

ソーセージ盛り合わせ　80g
塩分 **1.8**g
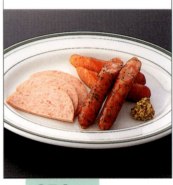
254 kcal

アスパラのベーコン巻き　140g
203 kcal
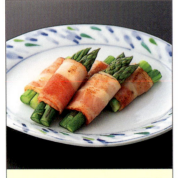
塩分 **1.3**g

肉じゃが　225g
248 kcal
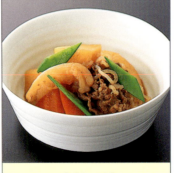
塩分 **1.7**g

ギョーザ　90g
258 kcal
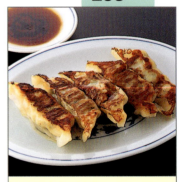
塩分 **1.1**g

外食 居酒屋メニュー②

鶏肉のから揚げ 100g	焼きうどん 340g	チャーハン 275g
塩分 1.1g	塩分 2.3g	塩分 1.2g

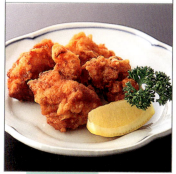 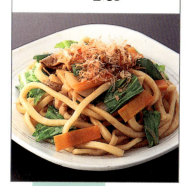 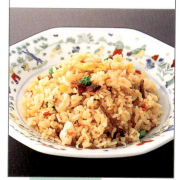

263kcal　382kcal　452kcal

271kcal　433kcal　456kcal

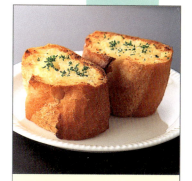 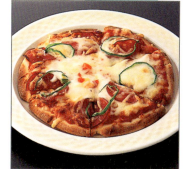 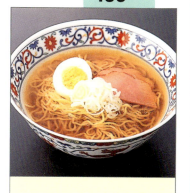

ガーリックトースト 80g	ピザ 170g	ラーメン 520g
塩分 1.4g	塩分 2.3g	塩分 4.8g

すしのエネルギー High or Low

すしは、ネタによってエネルギーが2倍くらいになるものもあります。
高エネルギーのネタばかり選ばず、低エネルギーのネタと組み合わせて食べましょう。
個数を決めて食べすぎに注意し、野菜があまりとれないので、前後の食事で補うようにするのがコツです。

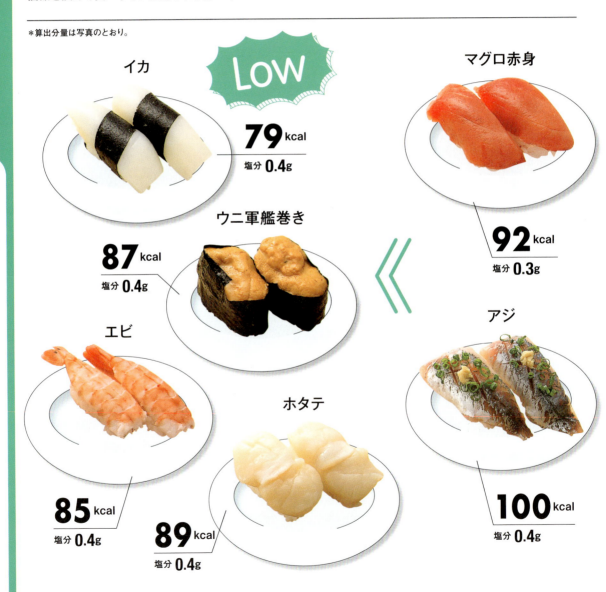

＊算出分量は写真のとおり。

イカ — **Low** 79 kcal 塩分 0.4g

マグロ赤身 — 92 kcal 塩分 0.3g

ウニ軍艦巻き — 87 kcal 塩分 0.4g

エビ — 85 kcal 塩分 0.4g

ホタテ — 89 kcal 塩分 0.4g

アジ — 100 kcal 塩分 0.4g

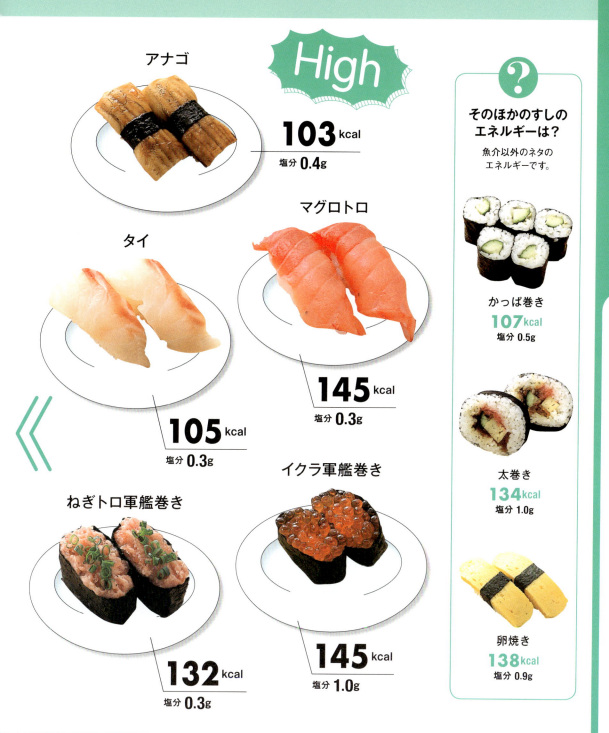

定番メニューのエネルギー&塩分比較

居酒屋メニューの定番、天ぷら、おでん、焼き鳥に使われる食材ごとのエネルギーと塩分を紹介します。同じメニューでも、選び方や組み合わせ方で、トータルのエネルギーや塩分をおさえたり、栄養バランスをとることができます。

天ぷら

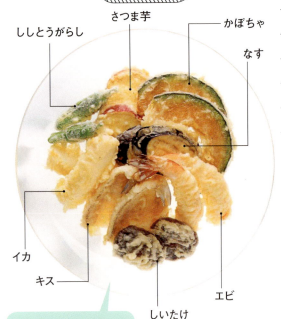

ししとうがらし / さつま芋 / かぼちゃ / なす / イカ / キス / しいたけ / エビ

食材	エネルギー	塩分
イカ 1切れ30g	98 kcal	0.2g
かぼちゃ 1切れ30g	99 kcal	0g
キス 1尾25g	85 kcal	0.1g
さつま芋 1切れ25g	75 kcal	0g
しいたけ 1個15g	53 kcal	0g
エビ 1尾20g	52 kcal	0.1g
なす 1切れ15g	44 kcal	0g
ししとうがらし 1本5g	15 kcal	0g

POINT

野菜が多いとはいえ、衣が揚げ油を多く吸うことで高エネルギーになります。盛り合わせ1人前で、一日の脂質摂取目安量、50〜60gの半分以上になってしまうことも。特にかき揚げなど、衣が厚いものは気をつけましょう。

おでん

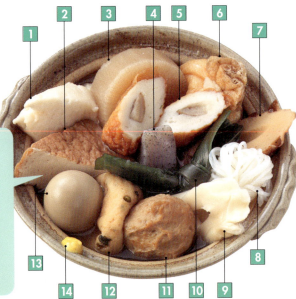

POINT

大根やこんにゃく、こんぶなど低エネルギーの具は多いものの、気をつけるのは塩分。特に練り物などの加工品は具そのものにも塩分が含まれています。汁まで飲みほさないようにして塩分をおさえましょう。

焼き鳥

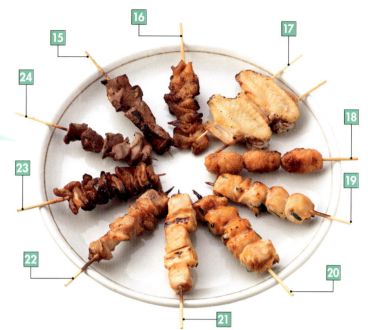

POINT
高エネルギーなのは塩よりたれ、皮なしより皮つき、野菜ありより、野菜なしの肉のみ。1食4〜5本（200〜300kcal）を目安に、ピーマンやししとう、しいたけなどの野菜の串を2〜3本加えてバランスをとりましょう。

#	品名	kcal	塩分
1	はんぺん 35g	36 kcal	0.6g
2	厚揚げ 65g	100 kcal	0.2g
3	大根 95g	21 kcal	0.3g
4	こんにゃく 30g	3 kcal	0.1g
5	ごぼう天 45g	55 kcal	0.6g
6	もち入り袋 65g	191 kcal	0.2g
7	焼きちくわ 45g	54 kcal	0.9g
8	しらたき 45g	4 kcal	0.1g
9	ちくわ麩 25g	44 kcal	0.1g
10	こんぶ 15g	9 kcal	0.1g
11	つみれ 50g	57 kcal	0.7g
12	がんもどき 40g	92 kcal	0.2g
13	ゆで卵 45g	69 kcal	0.3g
14	練りがらし 2g	6 kcal	0.1g
15	レバー・たれ 35g	44 kcal	0.4g
16	皮・塩 20g	101 kcal	0.2g
17	手羽・塩 60g（正味40g）	84 kcal	0.4g
18	つくね・たれ 40g	72 kcal	0.4g
19	しそ巻き・たれ 35g	40 kcal	0.4g
20	アスパラ巻き・たれ 45g	72 kcal	0.5g
21	ねぎま・たれ 45g	55 kcal	0.5g
22	正肉・たれ 30g	65 kcal	0.3g
23	白もつ・たれ 20g	28 kcal	0.3g
24	砂肝・塩 25g	24 kcal	0.2g

さくいん

14〜120ページ に掲載した食品を50音順に並べています。

あ

アーモンド・乾	116
アーモンド・フライ味つけ	78,116
アイスクリーム・高脂肪	96
アカガイ	38
赤鹿・赤肉	32
赤ピーマン	58,115
赤ワイン・グラス	104
揚げせんべい	98
揚げパン	18
アコウダイ	117
アサリ	40
アサリ・水煮缶詰め	118
あしたば	113
アジ（一尾魚）	34
アジ（刺し身）	39
アジ・開き干し	42
味つけのり	70
あずき・ゆで	54
アップルパイ	91
油揚げ・生	53
アボカド	77
アマエビ	38
甘酒	103
アメリカンチェリー	74
アユ	117
あんず（干しあんず）	80
あんパン	17

い

イーストドーナッツ	93
イカ	38
イカ（切りイカ・乾燥）	106
イカ（さきイカ）	106
イカ（酢イカ）	106
イカ（するめ あたりめ）	106
イカ天	107
イクラ	44
板こんにゃく・製粉	73
板こんにゃく・生芋	73
いちご	74
いちごジャム	87
いちごタルト	90
いちごのショートケーキ	90
いちじく	76
いちじく（干しいちじく）	80
いちょう芋	72
イワシ	34
イワシ・つみれ	46
イワシ（マイワシ）・丸干し	42,120
イワシ・水煮	43
イングリッシュマフィン	16
いんげん豆・ゆで	54

う

ウイスキー・シングル	104
ウィンナソーセージ	31
ウエハース・クリーム入り	94
ウォッカ	104
うぐいす豆	55
ウスターソース	88
うずら・皮つき	32
うずら卵・水煮	56
うずら豆（きんとき豆）	55
うどん・ゆで	20
ウナギ・かば焼き	110,111,112,116
ウニ・生	41
馬・赤肉	32
温州みかん	75

え

枝豆	62,109,119
えのきたけ	68
エビ（アマエビ）	38
エビ（サクラエビ・乾燥）	45
エビ（バナメイエビ）	41
エビ（干しエビ）	45
エビフライ（冷凍）	33
エメンタールチーズ	51
エリンギ	68

お

オールドファッション	93
おから・生	53
オクラ	58,109
おにぎり	15
おぼろ豆腐	52
オリーブ油	82
オレンジ（ネーブル）	76,114
オレンジゼリー	96
オレンジマーマレード	87
温室メロン	74
温泉卵	56

か

カキ	40
柿	77,115
柿（干し柿）	80
柿の種・ピーナッツ入り	98
角砂糖	86
カジキ（メカジキ）	36,117
カシューナッツ・フライ味つけ	78
カスタードプリン	96
数の子・塩蔵・水もどし	44
カツオ（秋）	39
カツオ・削り節	45
カテージチーズ	50
カットわかめ	70
加糖練乳（コンデンスミルク）	49
ガトーレーズンサンド	94
カニ（ズワイガニ）	40
カニ（タラバガニ）	41

カニ風味かまぼこ	46
かぶ	62
カフェオレ	101
歌舞伎揚げ	98
かぼちゃ（西洋かぼちゃ）	58,109,113,116
かぼちゃの種（いり・味つけ）	107
かまぼこ・蒸し	46
カマンベールチーズ	50
ガムシロップ	87
カリフラワー	62,115
かりんとう・黒	98
カレイ（マガレイ）	35,111
カレーパン	18
缶コーヒー	101
乾燥きくらげ	69
乾燥マッシュポテト	73
カンパチ	39
がんもどき	119,120

き

キウイフルーツ	76,115
きくらげ（乾燥）	69
刻みこんぶ	71
キス	34
きな粉・全粒大豆黄大豆	54
絹ごし豆腐	52
黄ピーマン	115
キムチ（白菜）	66
キャビア	44
キャベツ	62
牛脂	83
牛肩・脂身つき	22
牛肩・脂身つき・すき焼き用	23
牛肩ロース・角切り・脂身つき	22
牛肩ロース・脂身つき・すき焼き用	23
牛肩ロース・しゃぶしゃぶ用	23
牛カルビ（バラ）・焼き肉用	23
牛サーロイン・脂身つき	22
牛サーロイン・脂身つき・薄切り	23

牛・すじ（腱）・ゆで	29
牛・せんまい（第三胃）	28
牛・タン	29
牛・はちのす（第二胃）	29
牛バラ・脂身つき	23
牛・はらみ（横隔膜）	29
牛ひき肉	22
牛ヒレ・赤肉	22,119
牛・みの（第一胃）・ゆで	29
牛もも・脂身つき	22
牛もも・脂身つき・薄切り	23
牛リブロース・脂身つき	23
牛・レバー	111,113,118
牛乳（低脂肪乳）	49
牛乳（濃厚乳）	49
牛乳（普通牛乳）	49,120
きゅうり	62
きゅうりの塩漬け	67
きゅうりのぬかみそ漬け	67
魚肉ソーセージ	46
巨峰	74
切りイカ（乾燥）	106
切りもち	15
ギンダラ	37,112
ギンダラ・粕漬け	42
ぎんなん・生	78
キンメダイ	36

く

串カツ（冷凍）	33
グラニュー糖	86
グラノーラ	19
栗	78
クリーム缶詰め（とうもろこし）	66
クリームサンドココアクッキー	94
クリームチーズ	51
クリームパン	16
グリーンアスパラガス	58
栗おこわ	14

グリーンピース	62,108
くるみ・いり	79
グレープフルーツ（白肉種）	76
グレープフルーツ濃縮還元ジュース	102
クレソン	58
黒砂糖	86
黒豆	55
黒みつ	86
クロワッサン	17

け

鶏卵・全卵・生	56
ケーキドーナッツ	92
玄米ごはん	14
玄米フレーク	19

こ

濃い口しょうゆ	88
紅茶・砂糖入り	100
紅茶・砂糖・ミルク入り	101
紅茶・ミルク入り	100
紅茶・無糖	100
ゴーダチーズ	51
コーヒー（缶コーヒー）	101
コーヒー・クリーム入り	100
コーヒー・砂糖入り	100
コーヒー・砂糖・クリーム入り	101
コーヒーゼリー	96
コーヒー・無糖	100
ゴーヤー	63
凍り豆腐・乾燥	53
コーンフレーク	19
ココア	101
小魚アーモンド	107
御膳しるこ	91
コッペパン	17
ごはん（精白米）	15
ごはん（胚芽精米）	14
ごぼう	63,108

ごま油	83	サワラ・みそ漬け	42	すし飯・にぎりすし	15
ごま・いり	79	三温糖	86	スズキ	36
ごま・すり	79	サンマ	35	ズッキーニ	63
ごまドレッシング	85	サンマ・かば焼き	43	スナップえんどう	63
ごま・練り	79	サンマ・開き干し	42	スパゲティ・ゆで	20
小松菜	58,119			スポーツドリンク	102
小麦粉あられ	97	**し**		スモークタン	30
五目ごはん	15	しいたけ（生しいたけ）	68	すもも	75
五目ちらしずし	14	しいたけ（干ししいたけ）	69	するめ　あたりめ	106
子持ちガレイ	37	塩こんぶ	71	ズワイガニ・足・ゆで	40
こんにゃく	73	塩漬け（きゅうり）	67		
コンビーフ	31	塩漬け（白菜）	66	**せ**	
こんぶ・つくだ煮	71	塩漬け（なす）	67	西洋かぼちゃ	58,109,113,116
こんぶ豆	55	塩豆（塩えんどう）	107	赤飯	15
		ししとうがらし	59,109	セロリ	63
さ		シジミ	40	全がゆ（精白米）	14
サイダー	103	シシャモ・生干し	42	ぜんざい（つぶしあん）	90
サウザンドアイランドドレッシング	85	七面鳥・皮なし	32		
さきイカ	106	シャーベット	96	**そ**	
サクラエビ・乾燥	45	じゃが芋（男爵芋、メークイン）	72	そうめん・ゆで	20
さくらんぼ（国産）	74	春菊	59,113	即席中華麺・油揚げ	20
サケ（薫製）	106	紹興酒	104	そば・ゆで	20
サケ（シロサケ）	36	焼酎・お湯割り梅干し入り	105	そら豆	64
雑穀入りごはん	15	上白糖	86		
さつま芋・皮なし	73	しょうゆせんべい	98	**た**	
さつま芋・干し芋	73	ショートニング	82	タイ（マダイ）	36
里芋	72	食パン（6枚切り）	17	タイ（養殖）	38
砂糖	86〜87	シラス干し・微乾燥品	45	大根・皮つき	64
砂糖（上白糖）	86	しらたき	73	大根のたくあん漬け	66
サニーレタス	59	白きんとき豆	55	大根のぬかみそ漬け	66
サバ	37	白ワイン・グラス	104	大根・葉	119
サバ・水煮	43	ジン	105	大豆水煮缶詰め	54
サバ・みそ煮	43	ジンジャーエール	102	大豆もやし	64
サブレ	94			タコ・ゆで	41
さやいんげん	59	**す**		だし巻き卵	56
さやえんどう	59	酢（穀物酢）	88	たたみイワシ	45
サラダせんべい	98	すいか	75	タチウオ	37
サラダ菜	59	酢イカ	106	脱脂加糖ヨーグルト	49
サワラ	37	スキムミルク	48	伊達巻き	46

卵豆腐	56
玉ねぎ	64
タラ	36
タラコ	44
タラバガニ・足・ゆで	41
タルタルソース	85
炭酸飲料・果実色	103
男爵芋	72
淡色野菜	62〜65

ち

チーズ	50〜51
チーズ入りタラ	107
チェダーチーズ	51
中華風ドレッシング	84
中華麺・ゆで	20
チュロス	93
調合油	83
調製豆乳	49
チョココロネ	18
チョコリング	93
チョコレートケーキ（チョコレート菓子）	95
チョコレートケーキ（洋菓子）	91
チョコレートプレッツェル	95
青梗菜	60

つ

ツナ（マグロ）・油漬け	43
ツナ（マグロ）・水煮	43
つみれ（イワシ）	46

て

低脂肪乳	49
低脂肪無糖ヨーグルト	48
デニッシュペストリー	18

と

豆乳（調製豆乳）	49
豆腐・おぼろ豆腐	52
豆腐・絹ごし豆腐	52
豆腐・凍り豆腐・乾燥	53
豆腐・もめん豆腐	52
豆腐・焼き豆腐	53
豆苗	60, 115
とうもろこし	63
とうもろこし（クリーム缶詰め、ホール缶詰め）	66
ところてん	71
トマト	60
トマト（水煮缶詰め・食塩無添加）	67
トマトケチャップ	88
トマトジュース（食塩添加）	102
ドライソーセージ	31
ドライマンゴー	80
どら焼き	90
トリガイ	40
鶏から揚げ（冷凍）	33
鶏ささ身	26
鶏砂肝	28
鶏手羽先・皮つき	26
鶏手羽中	26
鶏手羽元・皮つき	26
鶏軟骨	28
鶏ひき肉	27
鶏胸・皮つき	27
鶏胸・皮なし	26
鶏もも・皮つき	27
鶏もも・皮なし	26
鶏もも・骨つき	27
鶏・レバー（肝臓）	28, 111, 112, 118
とろろこんぶ	70
豚足・ゆで	29

な

長芋	72
梨	76
なす	64
なすの塩漬け	67
なすのぬかみそ漬け	67
納豆・糸引き	53
納豆・ひきわり	53
菜花・洋種	114
生揚げ	52, 120
生しいたけ	68
生ハム（長期熟成）	30
生湯葉	52
なめこ	68
ナン	17

に

日本酒・純米酒	105
煮豆	55
にら	60
にんじん	60, 113
にんじんジュース	102

ぬ

ぬかみそ漬け（きゅうり）	67
ぬかみそ漬け（大根）	66
ぬかみそ漬け（なす）	67

ね

ねぎ	64
ねぎ（葉ねぎ）	60, 109
ネーブル	76, 114

の

濃厚乳	49
飲むヨーグルト 加糖	49
のり（味つけのり）	70
のり（焼きのり）	70
のりのつくだ煮	71
ノンオイル和風ドレッシング	84

は

パインアップル	75
パインアップル（缶詰め）	77

パインアップル濃縮還元ジュース	102
バウムクーヘン	93
パウンドケーキ	93
白菜	65
白菜の塩漬け	66
白菜キムチ	66
白桃（缶詰め）	77
バター	82
バターピーナッツ	78
はちみつ	87
発泡酒・グラス	105
バナナ	75
バナメイエビ	41
葉ねぎ	60,109
ハマグリ	40
ハマチ	39,117
パルメザンチーズ	51
バレンシアオレンジ濃縮還元ジュース	103
ハンバーグ（冷凍）	33

ひ

ピータン	56
ビーフジャーキー	31
ピーマン	61
ビール・黒・グラス	105
ビール・淡色・グラス	105
ひきわり納豆	53
ピクルス（きゅうり）	67
ひじき（干しひじき）	70
ピスタチオ・いり味つけ	79
ビターチョコレート	95
ひよこ豆・ゆで	54
ヒラメ（養殖）	38
びわ	75

ふ

ファットスプレッド	82
豚肩ロース・脂身つき	24
豚肩ロース・こま切れ	25

豚肩ロース・しょうが焼き用	25
豚・豚足・ゆで	29
豚・はつ（心臓）	28
豚バラ・脂身つき	24,110
豚バラ・薄切り	25
豚ひき肉	24
豚ヒレ・赤肉	24,110
豚もも・脂身つき	24,110
豚もも・薄切り	25
豚ロース・脂身つき	24,110
豚ロース・しゃぶしゃぶ用	25
豚・レバー（肝臓）	28,111,112,118
普通牛乳	49,120
ぶどう（巨峰）	74
ぶどう（干しぶどう）	80
ぶどう濃縮還元ジュース	103
ぶどう豆	55
ぶなしめじ	68
フランスパン	16
ブランデー	104
ブランフレーク	19
ブリ・天然	37
ブルーチーズ	51
ブルーベリー	74
プルーン（干しプルーン）	80
プレーンヨーグルト全脂無糖	48
プレッツェル	97
フレンチクルーラー	92
フレンチドレッシング・乳化型	84
フレンチドレッシング・分離型	84
プロセスチーズ	50
ブロッコリー	61,109,114

へ

ベイクドチーズケーキ	91
米なす	65
ベーグル	17
ベーコン	30
ヘーゼルナッツ・フライ味つけ	79,116

ほ

ほうれん草	61,119
ホール缶詰め（とうもろこし）	66
干しあんず	80
干しいちじく	80
干しエビ	45,120
干し柿	80
干ししいたけ	69
干しひじき	70
干しぶどう	80
干しプルーン	80
干し湯葉	52
ホタテ貝	41
ホタテ貝柱	38
ホタテ貝柱（味つき）	106
ホタルイカ・ゆで	41
ホットケーキ	92
ポップコーン	97
ポテトスナック	97
ポテトチップス・塩味	97
ホワイトチョコレート	95
ポン酢しょうゆ	88

ま

マーガリン	82
まいたけ	68
マカダミアナッツ・いり味つけ	79
マガレイ	35,111
マグロ赤身	39
マグロ（味つき）	106
マグロトロ	39
マスカルポーネチーズ	50
マスノスケ（キングサーモン）	117
マダイ	36
マダラ・白子 生	44
マダラ・でんぶ	45
マッシュルーム	69
マッシュルーム・水煮缶詰め	69

まつたけ	69	メロン（温室メロン）	74	ライ麦パン	16
松の実（いり）	107,117	メロンパン	18	ラクトアイス・普通脂肪	96
マドレーヌ	92	明太子	44	落花生・いり・大粒種	78
マトン・ロース・脂身つき	32	メンチカツ（冷凍）	33	落花生（いり・殻なし）	107
豆スナック	97			ラム・ロース・脂身つき	32
マヨネーズ・全卵型	85	**も**			
マヨネーズタイプ調味料（エネルギー50%カット）	84	もずく・味つけ	70	**り**	
マヨネーズ・卵黄型	85	モッツァレラチーズ	50	リーフパイ	94
マンゴー	76	もめん豆腐	52	リコッタチーズ	50
マンゴー（ドライマンゴー）	80	桃	77	緑黄色野菜	58〜61
		モロヘイヤ	61,108,113	緑豆もやし	65
み		モンブラン	90	りんご・皮つき	77
ミートボール（冷凍）	33			りんご濃縮還元ジュース	103
みかん（温州みかん）	75	**や**			
みかん（缶詰め）	77	焼きおにぎり	15	**れ**	
水あめ	87	焼きカワハギ	106	冷凍エビフライ	33
水煮缶詰め・食塩無添加（トマト）	67	焼きそばロール	18	冷凍串カツ	33
ミックスナッツ	107	焼きちくわ	46	冷凍鶏から揚げ	33
ミニトマト	61	焼き豆腐	53	冷凍ハンバーグ	33
みりん	88	焼き鳥缶詰め	31	冷凍ミートボール	33
ミルクチョコレート	95	焼きのり	70	冷凍メンチカツ	33
ミルフィーユ	91	焼き豚	30	レタス	65
		大和芋	72	レバーペースト	31
む				れんこん	65
無塩バター	82	**ゆ**		レンズ豆・ゆで	54
麦入りごはん（押し麦）	14	湯葉（干し湯葉）	52		
蒸しパン	16	湯葉（生湯葉）	52	**ろ**	
無脂肪無糖ヨーグルト	48			ロイヤルミルクティー	101
無糖練乳（エバミルク）	48	**よ**		ローストビーフ	30
紫芋・皮なし	73	洋梨	77	ロースハム	30
		ヨーグルト・脱脂加糖	48	ロールパン	16
め		ヨーグルト・低脂肪無糖	48	ロシアケーキ	94
メークイン	72	ヨーグルト・飲むヨーグルト加糖	49	ロメインレタス	65
メープルシロップ	87	ヨーグルト・プレーンヨーグルト全脂無糖	48		
メカジキ	36,117	ヨーグルト・無脂肪無糖ヨーグルト	48	**わ**	
芽かぶわかめ・生	71			ワッフル・カスタードクリーム入り	92
芽キャベツ	61,108,114	**ら**		ワッフル・ジャム入り	92
メバル	35	ラード	83	和風ドレッシング・しょうゆごま入り	84

外食選び早わかり 料理&栄養価一覧

122～133ページ で紹介した料理についてのくわしい栄養成分値です。
料理によって1食分、1個、2貫などの数値です。

※「-」は未測定。栄養計算には未測定のものも含む。

ページ	料理名／材料名	エネルギー kcal	たんぱく質 g	脂質 g	炭水化物 g	食物繊維 g	ナトリウム mg	カルシウム mg	リン mg	鉄 mg	カリウム mg	ビタミンA（レチノール当量）μg	ビタミンB₁ mg	ビタミンB₂ mg	ビタミンE（α-トコフェロール）mg	ビタミンC mg	コレステロール mg	塩分 g
\multicolumn{18}{c}{昼にこれを食べた場合の夜の調整の仕方}
122	塩ザケ弁当	695	30.6	16.3	103.6	4.3	1545	95	380	1.6	847	183	0.26	0.28	2.3	15	131	3.9
123	天ぷらそば	491	29.0	11.3	66.9	5.2	1715	79	444	2.4	619	149	0.16	0.18	3.4	8	138	4.4
123	カルボナーラ	791	26.2	36.8	82.7	4.3	2097	184	432	3.3	218	187	0.40	0.35	1.7	14	329	5.3
124	サンドイッチとミネストローネ	749	24.4	39.8	72.6	5.6	1847	219	414	2.5	921	420	0.25	0.47	5.2	27	268	4.7
	卵サンドイッチ	352	12.8	19.4	30.3	1.5	517	49	159	1.4	135	87	0.08	0.27	2.4	0	241	1.3
	野菜サンドイッチ	242	9.2	12.0	23.7	1.4	509	144	194	0.4	112	83	0.05	0.10	0.9	3	27	1.3
	ミネストローネ	155	2.4	8.4	18.6	2.7	821	26	61	0.7	674	250	0.12	0.10	1.9	24	0	2.1
124	ハンバーグセット	731	24.9	26.8	95.2	2.8	1779	75	291	3.4	783	168	0.32	0.46	1.2	11	9	4.4
	ハンバーグ・つけ合わせ	393	19.1	21.5	30.9	2.3	1497	40	197	3.0	619	166	0.26	0.37	1.2	9	9	3.7
	コーンスープ	86	2.0	4.8	8.6	-	280	30	43	0.2	120	2	0.03	0.07	0	2	-	0.7
	ごはん 150g	252	3.8	0.5	55.7	0.5	2	5	51	0.2	44	0	0.03	0.02	0	0	0	0
125	カツ丼セット	1133	41.0	41.7	141.5	3.5	2213	90	514	3.2	891	132	0.90	0.52	3.0	7	303	5.6
	カツ丼	1101	38.2	41.0	137.0	2.3	1228	60	454	2.3	647	93	0.85	0.47	2.8	4	299	3.1
	漬物	6	0.3	0	1.3	0.4	303	5	12	0.1	96	36	0.03	0.01	0.1	3	0	0.8
	みそ汁	26	2.5	0.7	3.0	0.8	682	25	48	0.8	148	3	0.02	0.04	0.1	0	4	1.7
125	カレーライス	797	20.2	23.2	122.0	4.2	1514	53	259	2.0	711	236	0.21	0.21	1.5	24	47	3.8
\multicolumn{18}{c}{居酒屋メニュー}
126	きのこのホイル焼き	13	2.0	0.3	3.9	2.8	469	1	66	0.2	234	0	0.10	0.13	0	1	0	1.2

ページ	料理名／材料名	エネルギー kcal	たんぱく質 g	脂質 g	炭水化物 g	食物繊維 g	ナトリウム mg	カルシウム mg	リン mg	鉄 mg	カリウム mg	ビタミンA (レチノール当量) μg	ビタミンB₁ mg	ビタミンB₂ mg	ビタミンE (α-トコフェロール) mg	ビタミンC mg	コレステロール mg	塩分 g
126	冷やしトマト	16	0.6	0.1	4.0	0.9	198	6	22	0.2	179	38	0.04	0.02	0.8	13	0	0.5
126	ほうれん草のお浸し	27	3.7	0.4	3.1	2.2	364	42	61	1.9	592	280	0.10	0.18	1.7	28	4	0.9
126	アサリの酒蒸し	32	3.0	0.2	1.3	0.3	392	40	43	1.8	96	21	0.02	0.09	0.3	5	18	1.0
126	大根サラダ	35	2.7	0.2	5.6	1.3	582	28	44	0.5	243	16	0.04	0.04	0.2	14	4	1.4
126	枝豆	41	3.5	1.9	2.6	1.5	195	18	51	0.8	178	7	0.09	0.05	0.2	8	0	0.5
127	板わさ	49	6.0	0.5	5.2	0.1	500	13	31	0.2	69	0	0	0.01	0.1	0	8	1.3
127	冷ややっこ	63	5.5	3.0	3.4	0.5	356	61	93	0.9	197	0	0.11	0.05	0.1	1	0	0.9
127	バターコーン	95	1.6	4.4	12.5	2.3	380	2	29	0.3	93	30	0.02	0.04	0.1	1	11	0.9
127	スティック野菜（マヨネーズつき）	98	0.9	9.0	3.8	1.3	108	27	36	0.3	240	154	0.04	0.04	1.5	8	17	0.3
127	ポテトフライ	103	1.7	1.9	20.0	1.4	181	5	41	0.4	426	6	0.09	0.03	0.5	33	0	0.5
127	イカのげそ揚げ	156	16.6	7.1	4.9	0.2	384	11	229	0.1	277	12	0.07	0.05	2.7	1	225	0.9
128	ポテトサラダ	159	2.1	9.1	17.8	1.7	292	14	56	0.5	447	81	0.10	0.05	1.4	35	17	0.7
128	アスパラのベーコン巻き	203	7.8	17.8	4.0	1.8	517	22	152	0.9	355	33	0.33	0.21	2.0	29	20	1.3
128	チーズ盛り合わせ	208	11.8	15.1	5.1	0.1	649	310	283	0.2	62	142	0.02	0.24	0.6	0	47	1.6
128	肉じゃが	248	12.5	8.8	29.9	3.0	677	37	164	1.4	752	175	0.17	0.16	0.7	41	35	1.7
128	ソーセージ盛り合わせ	254	10.8	22.1	3.0	0	684	13	169	0.8	154	1	0.21	0.11	0.3	8	47	1.8
128	ギョーザ	258	12.3	14.0	18.3	0.9	428	13	92	0.9	223	20	0.38	0.14	0.5	2	37	1.1
129	鶏肉のから揚げ	263	17.1	18.2	5.2	0.1	404	10	183	0.8	330	46	0.11	0.16	1.3	7	89	1.1
129	ガーリックトースト	271	7.7	5.9	46.6	2.4	541	17	62	0.8	110	37	0.07	0.05	0.2	1	13	1.4
129	焼きうどん	382	14.4	8.2	59.8	3.5	901	55	135	1.3	341	142	0.36	0.13	1.0	23	23	2.3
129	ピザ	433	18.9	19.2	45.4	1.9	900	373	315	1.0	163	69	0.20	0.27	0.8	7	37	2.3
129	チャーハン	452	15.2	7.4	77.0	1.5	473	32	218	0.9	250	45	0.11	0.17	1.3	3	162	1.2
129	ラーメン	456	22.1	7.8	69.9	3.4	1849	73	229	1.6	374	39	0.35	0.24	0.8	10	122	4.8

ページ	料理名／材料名	エネルギー kcal	たんぱく質 g	脂質 g	炭水化物 g	食物繊維 g	ナトリウム mg	カルシウム mg	リン mg	鉄 mg	カリウム mg	ビタミンA（レチノール当量）μg	ビタミンB$_1$ mg	ビタミンB$_2$ mg	ビタミンE（α-トコフェロール）mg	ビタミンC mg	コレステロール mg	塩分 g

すしのエネルギー　High or Low （特記以外2貫）

ページ	料理名／材料名	エネルギー	たんぱく質	脂質	炭水化物	食物繊維	ナトリウム	カルシウム	リン	鉄	カリウム	ビタミンA	ビタミンB$_1$	ビタミンB$_2$	ビタミンE	ビタミンC	コレステロール	塩分
130	イカ	79	4.6	0.3	13.9	0.2	161	4	64	0.1	78	10	0.02	0.02	0.4	1	50	0.4
130	エビ	85	6.0	0.2	13.7	0.1	154	12	82	0.2	101	1	0.02	0.01	0.4	0	43	0.4
130	ウニ軍艦巻き	87	4.3	1.1	14.6	0.3	164	5	94	0.3	91	23	0.03	0.10	0.7	2	58	0.4
130	ホタテ	89	4.4	0.2	16.6	0.1	142	3	60	0.1	88	0	0.01	0.02	0.2	0	7	0.4
130	マグロ赤身	92	7.2	0.4	13.7	0.1	129	2	77	0.3	102	20	0.03	0.02	0.4	0	12	0.3
130	アジ	100	6.8	1.5	13.8	0.1	157	22	82	0.2	122	3	0.05	0.04	0.4	0	20	0.4
131	アナゴ	103	4.6	2.7	14.1	0.2	172	15	51	0.3	76	185	0.02	0.03	0.6	1	36	0.4
131	タイ	105	5.9	2.4	13.7	0.1	130	4	70	0.1	119	3	0.08	0.02	0.6	1	17	0.3
131	ねぎトロ軍艦巻き	132	5.1	5.6	14.0	0.3	134	4	52	0.4	70	66	0.03	0.03	0.4	2	11	0.3
131	マグロトロ	145	5.7	6.7	13.7	0.1	135	3	55	0.4	66	65	0.02	0.02	0.4	1	13	0.3
131	イクラ軍艦巻き	145	10.9	4.8	14.0	0.3	393	31	175	0.7	86	111	0.14	0.18	2.8	3	144	1.0
131	かっぱ巻き（5切れ）	107	2.0	0.2	23.6	0.6	201	6	29	0.4	52	24	0.02	0.03	0.1	3	0	0.5
131	太巻き（2切れ）	134	3.7	1.2	26.9	1.0	382	15	53	0.4	93	29	0.03	0.08	0.3	1	37	1.0
131	卵焼き	138	6.4	4.7	17.0	0.2	339	24	94	0.8	83	62	0.03	0.18	0.5	1	175	0.9

定番メニューのエネルギー＆塩分比較

天ぷら

ページ	料理名／材料名	エネルギー	たんぱく質	脂質	炭水化物	食物繊維	ナトリウム	カルシウム	リン	鉄	カリウム	ビタミンA	ビタミンB$_1$	ビタミンB$_2$	ビタミンE	ビタミンC	コレステロール	塩分
132	イカ	98	6.2	6.0	3.8	0.1	67	6	83	0.1	99	8	0.03	0.03	1.4	0	88	0.2
132	かぼちゃ	99	1.3	5.8	9.8	1.2	4	7	21	0.2	144	103	0.03	0.04	2.2	13	12	0
132	キス	85	5.4	4.9	4.0	0.1	29	9	54	0.1	95	5	0.03	0.02	0.7	0	35	0.1
132	さつま芋	75	0.8	3.3	10.3	0.6	5	11	17	0.2	126	3	0.03	0.02	0.7	7	8	0
132	しいたけ	53	1.0	3.9	3.6	0.7	3	2	19	0.1	49	0	0.02	0.04	0.7	0	0	0
132	エビ	52	4.2	2.7	2.2	0.1	52	13	59	0.2	57	3	0.01	0.02	0.7	0	41	0.1
132	なす	44	0.7	3.0	3.4	0.7	3	4	10	0.2	40	4	0.01	0.02	0.4	1	0	0
132	ししとうがらし	15	0.2	1.2	0.8	0.2	0	1	2	0	18	3	0	0	0.2	3	1	0

ページ	料理名／材料名	エネルギー kcal	たんぱく質 g	脂質 g	炭水化物 g	食物繊維 g	ナトリウム mg	カルシウム mg	リン mg	鉄 mg	カリウム mg	ビタミンA (レチノール当量) μg	ビタミンB₁ mg	ビタミンB₂ mg	ビタミンE (α-トコフェロール) mg	ビタミンC mg	コレステロール mg	塩分 g
おでん																		
133	はんぺん	36	3.7	0.4	4.4	-	248	6	42	0.2	62	0	0	0	0.1	0	6	0.6
133	厚揚げ	100	7.1	7.3	1.1	0.5	79	156	100	1.7	84	0	0.05	0.02	0.5	0	-	0.2
133	大根	21	0.7	0.1	4.6	1.6	132	24	18	0.2	209	0	0.02	0.01	0	9	-	0.3
133	こんにゃく	3	0.1	0	0.9	0.7	33	13	3	0.1	12	0	0	0	0	0	-	0.1
133	ごぼう天	55	4.4	1.3	6.6	0.9	243	27	30	0.4	51	0	0.02	0.04	0.2	0	7	0.6
133	もち入り袋	191	6.6	7.2	23.8	0.8	76	66	83	0.7	42	0	0.03	0.01	0.3	0	-	0.2
133	焼きちくわ	54	5.5	0.9	6.1	0	374	7	50	0.5	43	0	0.02	0.04	0.2	0	11	0.9
133	しらたき	4	0.1	0	1.6	1.3	34	34	6	0.2	8	0	0	0	0	0	-	0.1
133	ちくわ麩	44	1.8	0.3	8.0	0.4	30	2	9	0.1	3	0	0	0.01	0	0	-	0.1
133	こんぶ	9	0.5	0.1	3.9	1.7	39	45	13	0.2	390	6	0.03	0.02	0.1	2	0	0.1
133	つみれ	57	6.0	2.2	3.3	0	285	30	60	0.5	90	0	0.01	0.10	0.1	0	20	0.7
133	がんもどき	92	6.1	7.1	0.7	0.6	92	108	81	1.4	33	0	0.01	0.02	0.6	0	-	0.2
133	ゆで卵	69	5.9	4.5	0.4	0	104	23	83	0.8	62	63	0.03	0.18	0.5	0	189	0.3
133	練りがらし	6	0.1	0.3	0.8	-	58	1	2	0	4	0	0	0	-	0	0	0.1
焼き鳥																		
133	レバー・たれ	44	6.8	1.1	1.5	0	172	3	109	3.2	125	4900	0.13	0.63	0.1	7	130	0.4
133	皮・塩	101	1.6	10	0	0	83	1	10	0.1	18	24	0	0.01	0.1	0	23	0.2
133	手羽・塩	84	7.1	5.7	0	0	149	6	60	0.2	88	19	0.03	0.04	0.2	1	44	0.4
133	つくね・たれ	72	6.4	4.2	1.7	0.1	162	5	44	0.3	107	13	0.04	0.07	0.3	1	28	0.4
133	しそ巻き・たれ	40	7.9	0.3	1.5	0.1	153	6	78	0.2	159	19	0.03	0.05	0.1	0	22	0.4
133	アスパラ巻き・たれ	72	3.2	5.4	2.8	0.5	179	7	43	0.4	129	11	0.12	0.07	0.5	5	11	0.5
133	ねぎま・たれ	55	3.9	2.9	3.7	0.6	183	11	46	0.2	120	10	0.03	0.05	0.2	4	18	0.5
133	正肉・たれ	65	5.1	4.3	1.1	0	133	2	54	0.2	95	12	0.03	0.05	0.2	1	27	0.3
133	白もつ・たれ	28	3.6	1.0	1.1	0	134	2	31	0.3	38	1	0.02	0.05	0.1	0	50	0.3
133	砂肝・塩	24	4.6	0.5	0	0	92	2	35	0.6	58	1	0.02	0.07	0.1	1	50	0.2

FOOD & COOKING DATA
食品のエネルギーランキング決定版!
ダイエットの食品早わかり

監修・データ作成●女子栄養大学栄養クリニック
データ協力●(有)スタジオ食(くう)
撮影●相木 博　川上隆二　国井美奈子　高木隆成
　　　堀口隆志　松園多門　(株)ミノワスタジオ
構成・文・デザイン●BEAM.Inc
カバーデザイン●横田洋子
イラスト●ヤマグチカヨ
校正●麦秋アートセンター

2019年 3月 5日　初版第1刷発行

女子栄養大学出版部編

発行者●香川明夫
発行所●女子栄養大学出版部
〒170-8481 東京都豊島区駒込3-24-3
電話●03-3918-5411(営業)
　　　03-3918-5301(編集)
ホームページ●http://www.eiyo21.com
振替●00160-3-84647
印刷・製本所●大日本印刷株式会社
乱丁本・落丁本はお取り替えいたします。

参考文献
●『七訂 食品成分表2018』
●『七訂 食品80キロカロリーガイドブック』
●『食品の栄養とカロリー事典 改訂版』
●『携帯版 メタボのためのカロリーガイド』
●『毎日の食事のカロリーガイド 第3版』
●『エネルギー早わかり 第4版』
●『腎臓病の食品早わかり 改訂版』
●『カロリーダウンのコツ早わかり』
　(以上 女子栄養大学出版部)

ISBN978-4-7895-0224-5
©Kagawa Nutrition University Nutrition Clinic 2019,Printed in Japan

本書の内容の無断転載、複写を禁じます。
また、本書を代行業者等の第三者に依頼して電子複製を行うことは一切認められておりません。
栄養データなどの転載(ソフトウエア等への利用を含む)は、事前に当出版部の許諾が必要です。

●許諾についての連絡先
女子栄養大学出版部　電話 03-3918-5411(代)